新潮新書

鈴木大介
SUZUKI Daisuke

脳が壊れた

673

新潮社

脳が壊れた●目次

まえがき

二〇一五年初夏、四十一歳で右脳に脳梗塞を発症した僕は、身体への後遺症は軽かったものの、いくつかの高次脳機能障害（高次脳）が残ってしまいました。

高次脳機能障害とは、脳梗塞＝脳の血管に血の塊が詰まって脳細胞が損傷することで起きる障害の一群で、手足など身体の麻痺とは別に様々な問題が起きてくることを言います。

例えば記憶障害・注意障害・遂行機能障害・認知障害等々。こうした一連の神経心理学的障害は、脳卒中（脳梗塞や脳出血を含めて言う）のみならず、事故による脳の外傷などでも残る後遺症なのだそうです。

しかし、この高次脳機能障害は、身体の麻痺などのように一見して分かるものではないために「見えない障害」「見えづらい障害」等とも言われ、本人にも周囲の家族にも、医師にすらなかなかその障害の実態が分かりづらいという側面をもっています。

本人に病識がなかったり周囲に予備知識がない場合は、障害の有無そのものに気付かずに、ただ行動が異様に見えてしまうだけという事もあります。

「なんか性格変わったね」で済まされてしまうことも……。

高次脳の中でも、それこそ重い記憶障害のように重度の高次脳であれば、その障害は可視的で、障害者手帳の取得や様々な就業・復職の支援もあります（それも十分ではありませんが）。ですが一方で障害が残っているのかどうだかわかりづらい程度の軽度な高次脳は、多くの障害のボーダーラインに生きる人々同様に、周囲に分かってもらえずに当事者がなんとか自力でやっていくしかありません。

僕の場合、まさにこの軽度の高次脳（自らに病識あり）だったのですが、病後半年のリハビリを経ても、かなりの長期間にわたって軽い注意欠陥やパニック、それらの複合的な結果としての「話しづらさ」という障害が残ってしまいました。

ですが、僕の仕事は取材記者です。しかもその取材執筆のテーマは一貫して、主に社会的に発言の機会を与えられない弱者を取材し、彼らの声なき声を代弁するというものでした。そんな僕にとって、高次脳を負うということは、実は僥倖でもありました。

というのも、僕は脳梗塞の結果として高次脳となりましたが、その当事者認識は、先天的・後天的問わず様々な原因で脳に機能障害を持つ人々と、大きく符合する部分があるようなのです。自身の中で障害が見えてくるにしたがって、僕は多くの既視感を感じることになりました。

あれ？　この不自由になってしまった僕と同じような人を、僕は前に何度も見たことがあるぞ？

それはうつ病や発達障害をはじめとして、パニック障害や適応障害などの精神疾患・情緒障害方面、薬物依存や認知症等々を抱えた人たち。僕がこれまでの取材で会ってきた多くの「困窮者たち」の顔が、脳裏に浮かびました。

なるほど、原因が脳梗塞だろうと何だろうと、結果として「脳が壊れた」（機能を阻害された）状態になっているならば、出てくる障害や当事者感覚には多くの共通性や類似性があるようなのです。

そんなかつての取材対象者たちを思い浮かべると同時に、僕は猛烈な後悔に襲われることになりました。というのも、「その辛さ」は健常だった僕が想像していたものよりも遥かに大きく、長引くもので、取材記者としての僕は本当にそれを「分かった振りをしてきただけ」だったということに気づかされたのです。

さらに当事者自身がどう辛く感じているのかは、言語化が極めて難しく、他者にその辛さを説明することが困難なのだということも痛感しました。

これでは、仕事を失うこともあるでしょうし、家族の理解がなければ家庭崩壊も容易に招いてしまうかもしれません。なにより苦しいのに分かってもらえないというのは、本当に辛い経験です。

僕はこれまでの著書に「苦しい、助けてと声に出せないひとたち」「そうは見えないけど実は苦しいひとたち」にこそ救いの手を差し伸べるべきだと主張してきました。脳梗塞発症後、入院病棟のベッドの上、朦朧とする意識と非日常的で異様な世界観の中で、自然とノートパソコンのキーボードへの入力が始まりました。

今なら本当の意味で彼らの代弁ができるかもしれない。そう思ったのかもしれません。さらにリハビリを続け、退院して日常に戻る中で、「軽度」だからこそ書かねばという思いにも至りました。

世の中にはもっと重い高次脳の当事者や当事者のご家族が書かれた名著がすでに複数出版されていますが、軽度な高次脳には軽度だからこその「苦しさの不可視感」があります。それはやはり、様々な障害のボーダーライン上にあって周囲の無理解に苛まれている人々と共通する部分でしょう。

分かりやすい例を挙げれば、古くからある「うつ病なのかサボり（擬態うつ）なのか」論争があります。

僕自身、以前当たり前のようにできたことが出来なくなっている苦しさに対して、周囲から「考えすぎ」「気の持ちよう」と言われることが、何よりも苦しく悔しいことです。

こともあろうに医療関係者から「僕が思うに鈴木さんは高次脳じゃない」と言われたことすらあります。その場で激怒して暴れていれば（高次脳の症状に易怒＝「激高しやすくなる」があります）まだしもだったのでしょうが、僕は軽度ゆえに必死にその感情を自制し、その後その人物に対しては一切心を開いていません。

幸いにも病院では僕の障害を一二〇％くみ取って一緒に戦ってくれるリハビリの先生

が力強く支えてくれましたが、もしあの医療関係者が僕の家族だったら……誰も理解してくれる人が身近にいなかったら……考えるだにそれは地獄です。

苦しみを他者に伝えられないこと、他者によってその苦しみが「ないこと」にされるのがこんなにも残酷で辛いということも、僕が今回高次脳という障害の当事者となって初めて知ったことでした。

本書では、病識があり軽度な高次脳である僕が、自分の負った障害の不自由感や辛さや当事者感覚をできる限り言語化してみようと思います。病棟のベッドで、退院後の日常生活の中で、取材記者である僕が、何が出来なくてどのように苦しいのかを自らに取材します。

そこから見えてくるものは、多くの方が抱える苦しさのごく一部、一端に過ぎないとは思います。ですが、自分の辛さを言葉にできない当事者にとって、分かってあげられなくて苦しい思いをしている家族や周囲の支援者にとって、この本に書かれていることが少しでもその苦しみを緩和するためのヒントになればと願います。

二〇一六年二月某日

鈴木　大介

第1章　どうやら脳がまずいことになったようだ

二〇一五年初夏の消防団員

「火点は前方の標的、水利はポンプ、右側後方防火水槽！　手びろめによる二重巻きホース、一線延長ぉー、定位《ていい》にーつけ！」

真っ暗闇の農村のただ中、畜産施設の広い駐車場を発電機に接続された工事用照明が照らす。指揮者の声が響き渡ると、青い消防団活動服に白い脚絆と白ヘルメット姿の男たち四人が一斉に動き出した。僕の担当は二番員。まずは三番員と連係して、前方にある揚水ポンプに直径八センチ近くある重い吸水管を接続し、後方の防火水槽プールにホース先端を投入する。三番員はすかさず揚水ポンプのエンジンをかけ、与圧をかけると、バイーン、バンバンバン！

暗い駐車場に鳴り響くエンジン音と、ツーストロークエンジンのオイルが燃える香ばしい臭い。この間に指揮者と一番員は丸く巻かれた放水ホースをまっすぐ前方に延長していき、ポンプ位置から五〇メートル程前方に立てられた火点標的近くで筒先を構える。最後は合図によって放水し、この「火」と書かれた火点標的看板を倒す。

先ほどの「定位につけ！」の号令からこの火点標的が倒れるまでのタイムと、それぞれの団員の規律行動を評価し、競うのが、全国の地域消防団による「消防操法大会」だ。二番員がタイムに関係するのは序盤の吸水管投入までで、これが遅いと折角一番員たちが筒先を構えても水が届かないことになってしまう。そして吸水管投入後は、この管とポンプを「もやい結び」（船上作業や登山などでも使われる結束力が強く解き易い結び方）のロープで結束し、火点まで走って往復して放水指示の伝達をするのが、二番員の担当だ。

一連の操法を終えると、サポートの団員がストップウォッチ片手に「四十六秒！」とタイムを読み上げる。思わずニヤリとした。全国大会どころか県大会にも進出できないタイムではあるが、過疎高齢化の進む農家集落の中の我が消防団部は、なんとか隣の集落の部と選手を出し合って大会出場を維持している状態。このタイムならうまくいけば

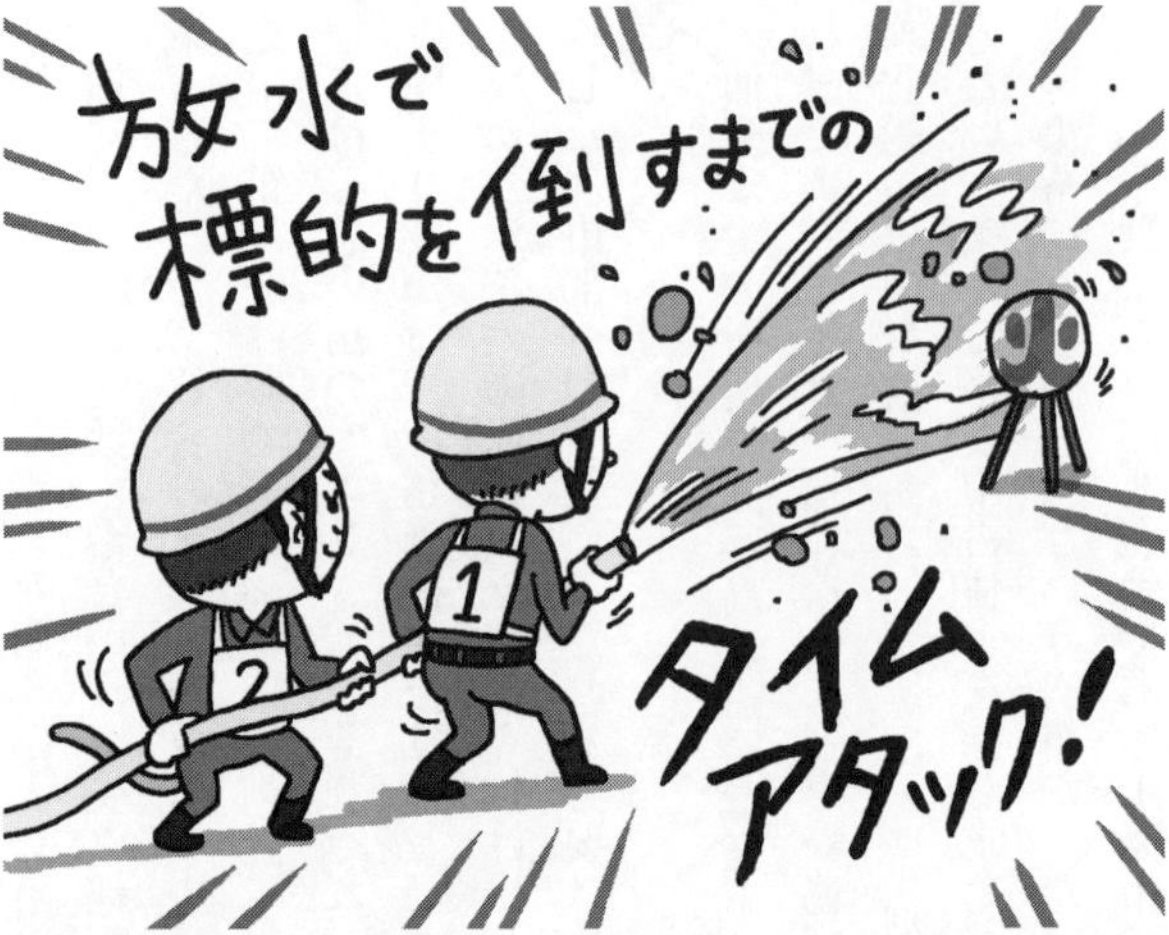

地区大会での表彰は狙えるかもしれない。
　都市部ではほぼ絶滅状態にある地域消防団の活動だが、ちょっと都市を離れて農村部に足を伸ばせば、この操法地区大会に向けての訓練は、ゴールデンウィーク前後の恒例の風景だ。とはいえ、僕自身は実はこの地においては移住から数年しか経っていない新参者だった。
　十八歳に半ば家出同然にして実家を飛び出してより二十年、東京ディズニーランド近くの賃貸住宅に住み続けたが、何しろ電車移動が苦手なもので移動はもっぱらバイクか車であった。そしてフリーランスである僕の仕事場は自宅であり、取引先との打ち合わせにせよ取材にせよ、どこかに毎日出るというわけではない。

加えて、所有台数六台という、少々趣味の範疇を越えてしまったバイク狂（これでも減らした）で、賃貸のテラスハウスの中は、玄関に競技用のレーサーエンジン、階段の途中に組みかけのエンジン、リビングに「いざという時の」スペアエンジン、洗濯機の横には「思い出の」エンジン。それぞれ一本六〇キログラムはあろうという鉄とアルミの固まりだから、いざ床板よ抜けんといった体たらくだ。

なんとかこの床面積欠乏症から抜け出したい、この仕事とライフスタイルならごみごみした都市部への居住にこだわる必要はないということで、憧れの田舎暮らしに夢を馳せた。

浦安までの所要時間「高速道路で三十分圏内」、つまり仕事で都心に外出する際にそれまでより三十分不便になることを妥協点とし、できる限り広い敷地で、自然、特に千葉北総の里山景観である「谷津田」（小型河川に沿って細長い田園の谷が入り組む）沿いという条件で格安中古住宅を探し求めた結果、周囲数キロに世帯数七十あまりという農村集落におちついたという次第だった。

一応千葉県の県庁所在地である千葉市の外縁部ながら、最寄りの駅までは歩いて一時間以上となると、もはや「最寄り」ではない。「政令指定都市」と胸を張るのは詐欺だろうというほどの過疎振りなるも、まさにこれぞ、「住めば都」。交差点や信号・渋滞のほとんどない道路事情と車社会は想像以上に快適で、食材日用品の買出しや大型電器量販店、地域の基幹病院などまでもが自宅のドアトゥー店舗で十数分という利便性の高さ。移動距離やガソリン代を考えてもこの緑豊かな環境と二百五十平米の敷地には代えがたい。

地元の先輩方から「消防操法大会なるものがあるのだが、選手として出場していただけないだろうか」（ついでに当然地元消防団にも加入していただけないだろうか）という打診を受けたのが、快適なプチ田舎暮らしデビューから三年経った二〇一四年、四十歳の春だった。

二つ返事で引き受けたのは、第一に消防団はこの高齢化が進む農村での「若い」世代の限られた接点であり、新参者の僕にとって地域交流のチャンスでもあること。だがそれ以上に、何より僕自身が「競技」「タイムアタック」などと聞くだけで俄然スイッチが入ってしまう体育会系な性格だからに他ならない。

二番員で二年目。昨年は残念ながら賞典には引っかからなかったが、今年は序盤から各隊員の連係もよく、日々の訓練にも一層気合いが入っていたゴールデンウィーク明けに、左手指が痺れて思うように動かなくなった。

奪われてしまう宝物

具体的には、左手の小指と薬指が曲げ伸ばししづらい。小指の外側から手首にかけて痺れて感覚が無くなるときもあるし、一度握りこむとそのままロックされたように伸ばせなくなってしまうときもある。全指ゆっくりとしか動かない感じで、震えがちで上手く力も入らない。これではまるで、よぼよぼの後期高齢者の指だ。

実のところ、同じ症状はこの三ヶ月前、二月頃にも経験していた。

『週刊モーニング』誌にて連載させていただいている漫画原作の打ち合わせで、護国寺は講談社の会議室に缶詰になり、次話の物語展開の素案協議を数時間。さらにその場でプロット（漫画の原作となる絵柄や台詞を指定するシナリオのようなもの）を書き上げ、それをベースにまた協議、書き直しを二〜三ターンで、ぶっ続けの十六時間。ようやく満足のいくプロットが書き上がる頃には、十五階にある編集部打ち合わせ室から朝焼けの空が見え始める。

書きあがった！　とノートPCから手を離した瞬間、同様の指のしびれを感じたのだ。

このときのしびれは数分で解消してその後再発することはなかったのだが、今回はどうにも症状がしつこい。二日に一度、二時間行われる操法訓練の前半が終わる頃には、必ず指がしびれ出し、数時間休むと回復する。

はじめに疑ったのは、いわゆる「タイピング病」だった。長時間のタイピングによって肘などで神経の圧迫が起こってしまったのではないか？　実際ネットで調べてみると、小指と薬指のみがしびれて動きづらくなる神経障害に「肘部管症候群」というものがあるらしい。

特に問題のない右手と、パソコンの音声入力機能を併用すれば仕事に大きな支障はでないが、最大の問題は前述のように僕の担当する二番員には、吸水管と揚水ポンプを普段使い慣れぬもやい結びで結束する作業があるということだ。この部分は直接タイムには関係しないものの、結び目からロープの先端までの長さなど細かく指定があり、それに失敗すればチーム全体の減点対象となってしまう。

それはたまったものではないということで、急いで訪れた整形外科の診断は、「肘から首の神経障害」とのこと。肩周りのMRI検査や肘の筋電図を取ったりしつつ、何とか大会本番まではごまかすべえとやっていたら、その大会を目前に控えた五月三十日の朝一番、仕事机の前で、僕は話せなくなってしまった。

目が覚めたら即座にパソコンの前に座り、数行でもいいので書きかけの原稿に書き足しをするというのが、僕の毎朝の日課だった。これは記者稼業の中で得た経験則だが(僕だけの話かもしれないが)、人間とは不思議なもので、夜中に非常に集中した状態で書く原稿よりも、起き抜けでまだ寝ぼけているような状態で書く原稿のほうが、最終的に推敲を入れた際に書き直しが少なかったりするし、なにより起き抜けからいきなり脳を仕事モードに入れることができる。

だがこの朝一番の入力作業で、パソコンの音声入力は正しく機能してくれなかった。忘れもしない、その一文の文言は、

「どうせ奪われてしまう宝物なら、彼女は初めから手に入れなかった方が良かったと思った」

だ。

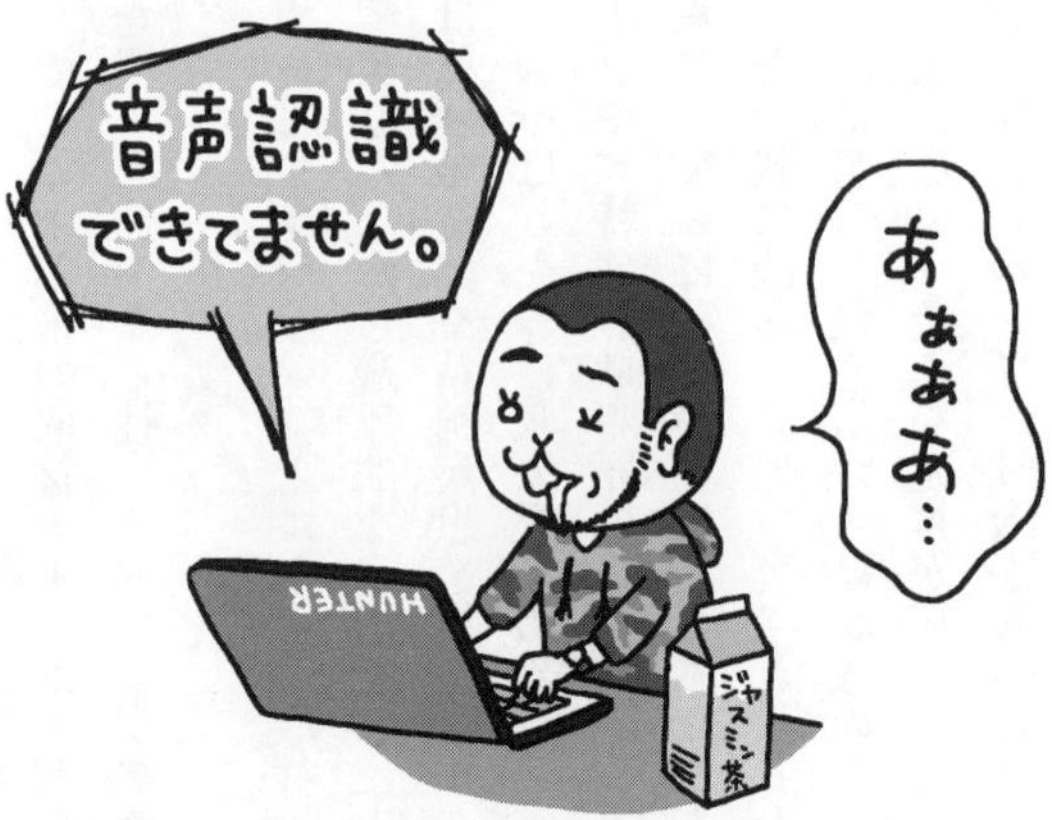
音声認識
できてません。
あぁぁあ…
HUNTER
ジャスミン茶

たったこれだけの短い文言を、音声入力アプリは認識してくれなかった。気づけば耳に響く自分の声は他人のもののようで、母音ばかり続く。「彼女」と言えば「あおお」。「宝物」なら「あああおお」。

酩酊状態のよっぱらいを更に酷くしたような呂律、そして前日から改善していない指の痺れに、激しいめまいと、視界の歪み。想定していた最悪のケースであると確信した。

これは肘や首の神経障害などではなく、脳からくるものだ。

「過労死するど━」

なんとなく、予感はあったのだ。

この数年は、取材記者として転換の時期だ

った。僕の取材記者としての執筆先は、週刊誌や月刊誌、そしてノンフィクション書籍。そしてここ十年来の取材テーマは子どもと女性・若者の貧困問題。特に虐待や貧困といった環境的理由から社会をドロップアウトし、犯罪行為に手を染める若者への当事者取材だった。

相当にエッジなフィールドだ。取材対象は、未成年の少女であれば虐待家庭や施設・里親家庭などから避難的な家出をし、売春を生業として逃避生活を生き抜く者たち。または極度の貧困や精神疾患を抱えながらも生活保護制度などの公的扶助に接続することなく、やはり売春に収入を求めるシングルマザー。はたまた組織的な窃盗をする少年グループや、特殊詐欺犯罪の現場に「仕事意識」をもって従事する若者等々。

総じて彼らにはこの先進国日本ではありえないように思われている「飢え」の経験があった。親に殴られ育児放棄され帰りたい場所などなく、行くあてもなく路上に彷徨えば、腹は鳴る。住宅街からは晩飯のおいしそうな匂い。でも彼らに帰りたい、帰れる安全な家はない。そんな児童が、コンビニで駄菓子ひとつをポケットに入れれば、その瞬間から加害者扱いされ社会から白眼視される。多くの取材対象者たちには、そんな共通した原体験があった。

いわば「被害者転じての加害者・触法者」が僕の取材のメインターゲットなわけだが、当然ながらこれは特異も特異。畢竟、僕の書く本は細々としか売れなかった。固定読者はハードなノンフィクションマニア、もしくは子どもや女性の貧困問題の現場支援者たちのように、僕の本に資料価値を認める人々。けれども僕が伝えたいと思う相手は「日本にそんな貧困があるはずがない」と思っているような層であって、どうにもそこに伝わっている実感がなかった。

そんな中、「ノンフィクション表現で届かないなら、よりわかりやすい物語表現ならばどうか？」と挑んだのが、著書を原案とした漫画化であり、さらにその漫画原作を執筆する中で常々感じるジレンマ＝「こんなにもわかりやすく翻訳したつもりでも、まだ読者には伝えたい情報が正しく伝わらない」を活かしてチャレンジしたのが、新書形態での執筆という新たな試みだった。

ようやく、売れた。

それまで十年あまりの「女性と子どもの貧困とセックスワーク」への取材活動を、極めてシンプルに極力平易に、かつ一本道でロジカルに書いた薄い新書『最貧困女子』（幻冬舎・二〇一四年九月発行）は、その狙いが当たってかこの出版不況にこの特殊テーマで八万部以上を売り上げ、中央公論新社主催の新書大賞でも五位に選んでいただくことができた。

が、印税で懐は潤った一方で、僕は強い焦りも感じていた。

漫画原作と書籍執筆で多忙な中、記者活動の土台となる雑誌記事の掲載数は減り、年間の取材本数をカウントしても下落傾向。偶発的に本が売れてはくれたものの、今後ずっとベストセラーというのもあり得ない。若い取材対象者たちとの言語感覚のズレみたいなものも、うっすら感じ始めてきている。

とにかく現場取材をして短いスパンで記事展開していかなければ、僕が最も忌み嫌う、現場取材からはとっくに引退しているくせにしたり顔で発言する「老害コメンテーター」「講演会ジャーナリスト」しか食っていく道がなくなりかねない。なんとしてもそうはなりたくない。

せかされるように、睡眠時間を削りに削って、取材本数を増やし続けた。

取材記者の仕事とは、漁業というか、漁師直営の料理屋に近いと僕は思っている。社会という海原の中に出て、取材対象者という魚を釣り、食べやすく調理して読者という顧客に提供する。船を出すには燃料＝取材経費が必要で、どんなに魚がいても良い漁場を見つけても燃料がないことにはそこまでたどり着かない。

そんな中で、漫画連載と新書の売り上げのおかげで、軍資金はこれまでになく潤沢で、僕は記者人生で初めて経費回収をほとんど考えずに、立て続けの取材を入れることができた。これはワーカホリックな取材記者としては快楽に他ならない一方で、いつの間にか迎えた四十一歳という年齢に、そろそろ肉体的な限界というものも感じていたのだ。

例えば朝まで続いた打ち合わせ後、氷点下の首都高をバイクで帰宅しながら感じる妙な胸の動悸。時折訪れる偏頭痛と、寝苦しさ。交差点で信号待ちの間に睡魔に負けることもある。

妻には「俺もそろそろ過労死するどー」などと他人事のような宣言をして、万が一何かで僕が倒れて意識不明にでもなったら連絡してほしい取引先や大事な取材対象者たちをリストアップして渡していた。

まさかのまさかだが、それが本当に役立つ日が来てしまったのだ。

ともあれ、しゃべれない、指も動かない、視界はグニャグニャ。どうやら歩行には支障がないようだが、確実にこれは脳のトラブルだ。ちくしょうめ、微妙に頼りなく感じた整形外科医の見立ては、見事な誤診だった。いや、そもそも数日前から偏頭痛のために頭痛薬は飲み続けていたし、指が動かなくなった時点で「最悪のケースは脳の疾患だろう」と考えてはいたが、根拠のない「まさか」で不安を封じ込めていた。整形外科の診断を鵜呑みにしたのは、最悪の結果を知りたくないという僕の逃げであって、はじめから脳外科を受診していればよかったのだ。

よろめく足で二階の寝室に駆け上がると、宵っ張りの妻を起こして、「ああえあうあああああおういんうええええ（話せなくなったから病院連れて行って）」。そう頼んだところから、少々記憶が曖昧である。

まずは妻に地元の脳神経外科に電話をしてもらった。後述するが、実はわが妻も田舎暮らし転居の直後に脳疾患を患った経緯があり、この病院が地域の脳外科急性期病院であることは、以前から知っていたのだ。

さらにその電話の間、僕は我ながら往生際の悪いことに、裏庭の竹林に出て、これが「人生最後の一本」とばかりにタバコに火をつけた。唇がしびれているからうまくタバコをくわえられないし、火をつけるのにも非常に難儀したにもかかわらず、まずくてすぐに消してしまった。

時刻はまだ朝の八時過ぎで休日だったにもかかわらず、妻が連絡した病院は、電話による問診の時点で緊急性が高いと判断してくれ、とにかく即座に病院へ向かうようにと指示してくれた。

病院までの道は、田園の中を抜ける農道から国道を一キロメートルほど、高速道路に入って二つ目の出口のそば。我が家の車はハンドルの切れ角が極端に少ない古いワゴン車でペーパードライバーの妻には少々ハードルが高く、急ハンドル急アクセルに具合も悪くなり、狭い交差点に入り損ねて切り返す妻に毒づいた記憶もある。

離脱する魂

三十分ほどで病院に到着し、ＭＲＩ検査を受けるころになると、いよいよ自分が「相当ヤバい状況にある」と認識してきた。

左肩から先は石のように重く、力が入らない。呂律の回らぬ口ながら、なんとかゆっくり発声しようとするも、出てくる言葉はまるで抑揚がなく、さながら古いＳＦ映画の宇宙人か人工知能の出す音声のようだ。目の焦点は定まらず、右目と左目が別々のところを見てしまっているように物が二重に見え、小さな文字は読むことも出来ない。

なにより、全身に広がるこの猛烈な違和感はどうしたことだろう。まるで身体の左側に他人の身体をくっつけられたようで、触れば感触はあるものの、自分の身体という気がまったくしないのだ。

言うなればそれは、魂が少し離脱してしまったというか、他人の身体をリモコンで（かなり遠くから）遠隔操作しながら動いているような、それでいてその他人の身体の感覚は自分のものとして存在するという、結構ホラーな感触だ。それこそ腕を刃物で切り落としても、痛くもかゆくもないのではないかとも思うが、感覚そのものは存在するのだ。

いきなり異世界に突き落とされたような異様な感覚の中、検査前にトイレに行くと、うまく尿を切る筋肉に力が入らず、左手も不自由で、下着代わりに着用していた陸上競技用のインナーパンツを通して、尿の雫が太ももを伝って床にボタボタと散った。介助でついてきてくれていた妻がそれを見て浮かべた、驚いたような、覚悟を決めたような、傷ついたような表情に、ひたすらに申し訳ないと思った。

相当にまずい状態にあるという認識はあるが、それより先立つのは「この状態が一生続くのか？」という気持ちだ。とはいえそれは不安ではなく、単にぼんやりと「一生続くなら俺の人生終わりだな……」といった他人事のように現実感のない諦観。

そしてＭＲＩ検査機の中で考えたのは、「せめて音楽を聞いて感動したり涙を流せる脳の部分が損傷を受けていなければいいいな」だった。

ただでさえ僕は、人より感情的で多感すぎて面倒くさいような人間で、むしろそうした自分の欠点を武器にして取材記者という仕事を続けてきた。その原動力たる「情動力」が失われては、今後どんな仕事をし、どう食べていけば良いのか想像がつかない。その生命線の指標が、僕の中では「何歳になっても音楽に泣ける人間であること」だったのだ。

幸い、ＭＲＩの騒音の中で、僕はその規則的に刻まれる無機質なノイズの上に、古いデトロイトテクノの大御所「デリック・メイ」の「ストリングス・オブ・ライフ」のメロディーを被せることが出来た。この物悲しい旋律の繰り返しに、さらに切ない女性ボーカルを乗せた「オーディナリーデイ」（ＤＪ ＲＡＰ）は、僕にとっての泣ける楽曲トップランクだ。

大丈夫、この旋律に、まだ僕は涙することが出来る。

検査室を出ると、待合ベンチで妻が看護師から説明を受けていた。物の飲み込みに障害があるようなら鼻からの栄養チューブになること。痙攣の発作などで暴れる可能性がある場合は、四肢をベッドに拘束することなどを淡々と説明し、同意書にサインを迫る看護師の前で、妻の気持ちはどんなだろう。不安の中にある妻に対してさらにその不安をあおるような強い口調の看護師にいら立ちをおぼえたが（後々考えるとスパッと言ってもらったほうが残酷ではないのかもしれないが）、呂律の回らない言葉で「鼻チューブだけは回避したい」と主張する僕に、妻は「じゃあ頑張ってみようね」と思いのほか腹の据わった表情で言った。

昼前には検査の結果が出た。MRI検査の画像を前にした担当医の説明によれば、僕がやらかしたのは右側頭葉のアテローム血栓性脳梗塞。かねてより血圧は高めで減塩などは行っていたが、動脈硬化でできた血栓が太い脳血管に詰まったのだという。

さらに血栓が梗塞して血液が流れなくなったために損傷した脳細胞は残念ながら不可逆（死滅してもう二度と復活はしない）だが、まずは急遽入院して血栓を溶かす薬剤や血液の流動性を高める点滴を行い、再発を防ぎつつ、可能な限り早期から機能回復のリハビリを始めましょうとのことだった。

発症から数日については実は記憶も飛び飛びで、なんといえばよいものか、感じるすべては現実感を失い、まるで物語世界のようで、Ｈ・Ｐ・ラヴクラフトが書いた暗黒神話や映画『エイリアン』のデザインで知られるＨ・Ｒ・ギーガーが描くプリミティブな恐怖世界に突然ぶち込まれたような、ただただ猛烈な非現実感と違和感の中で、ワケも分からずボンヤリしていた。何もかもが異常な世界認識なのだが、それに恐怖する感覚すら麻痺している。

後々考えればゾッとする。最初の症状は二月なわけで、その際には血栓がうまく流れてくれて危機回避。消防団の訓練中に症状が出たり緩和したりを繰り返していたのも、実はその都度血栓が詰まったり流れたりという一過性脳虚血発作を起こしていたわけで、僕は運良く死なずに済んだにすぎない。まして脳梗塞発症後にまさかの喫煙一服！　脳幹など生命維持機能をつかさどる部位で血栓が詰まっていれば何度即死していたかわからない。のだが、その時点での僕の脳は、その綱渡りにゾッとする思考機能を含めて、ブチ壊れてしまっていた。

点滴につながれてベッドに横たわれば、猛烈な倦怠感と疲労感と全身の違和感で、起き上がることはおろか、必死に気を張っても瞼が下がってきてしまう。

そしてそんな中、僕は数々の「怪現象」に襲われることとなったのだった。

第2章　排便紳士と全裸の義母

トイレの個室に現れた老紳士

入院初日、割り当てられた病室は、脳外科病棟の急性期患者が入れられるフロアの一番端。フロア中央部にあるナースセンターに近い病室ほど「ヤバい患者さん」が入院しており、そちらのほうからは頻繁に叫び声やうめき声が響いてくる。最もセンターから遠い病室に入れられたということは、僕は発症直後とはいえ自立歩行も可能で再発リスクもそれほど高くないグループと判断されたのだろう。

そんな病室から妻の介助付きで邪魔な点滴を引きずって這い出て、車椅子でも入れる大きめのトイレに入った時、その「現象」は起こった。よろめく足でトイレに入って左側にある便器の方を見ると、その空間に突然入院着を羽織った白髪の老紳士が出現し、しかも座ってクソをしていたのだ。

このジジイ、まさかテレポーテーションの使い手か？　俺をショック死させるつもりか！　視界に現れた排便老紳士に大いに戸惑いながらも、丁重に「おうもういあえんえいあ（どうもすみませんでした）」とお詫びしてトイレを去り、しばらく待っていざ僕の番。

大丈夫。もう老紳士は消えている。だが、ようやく便器に座って大をなし、右手にある洗浄便座のコンパネを操作してお尻洗浄を試みるも、今度はどう探してもお尻洗浄のストップボタンが見当たらぬではないか。コンパネの左下方向にそれらしきボタンはあるのだが、目の焦点は定まらないし指先は震えて狙ってない場所を押すし、色々やっているうちにお尻洗浄ではなくビデになってしまった。

残念ながら僕にはその部位に洗うモノはついていないのだが、依然として停止ボタンは見当たらない。立ち上がれば噴水状態なのだろうか？　結局、数分にわたってあらぬところを洗われた僕は、心配してトイレに入ってきてくれた妻によってようやく救出されたのだった。二度とこんな不案内で不便な便所は使うまいと誓った。

加えて便所話ばかりで恐縮だが、その夜僕は人生で初めて「女子トイレへの不法侵入

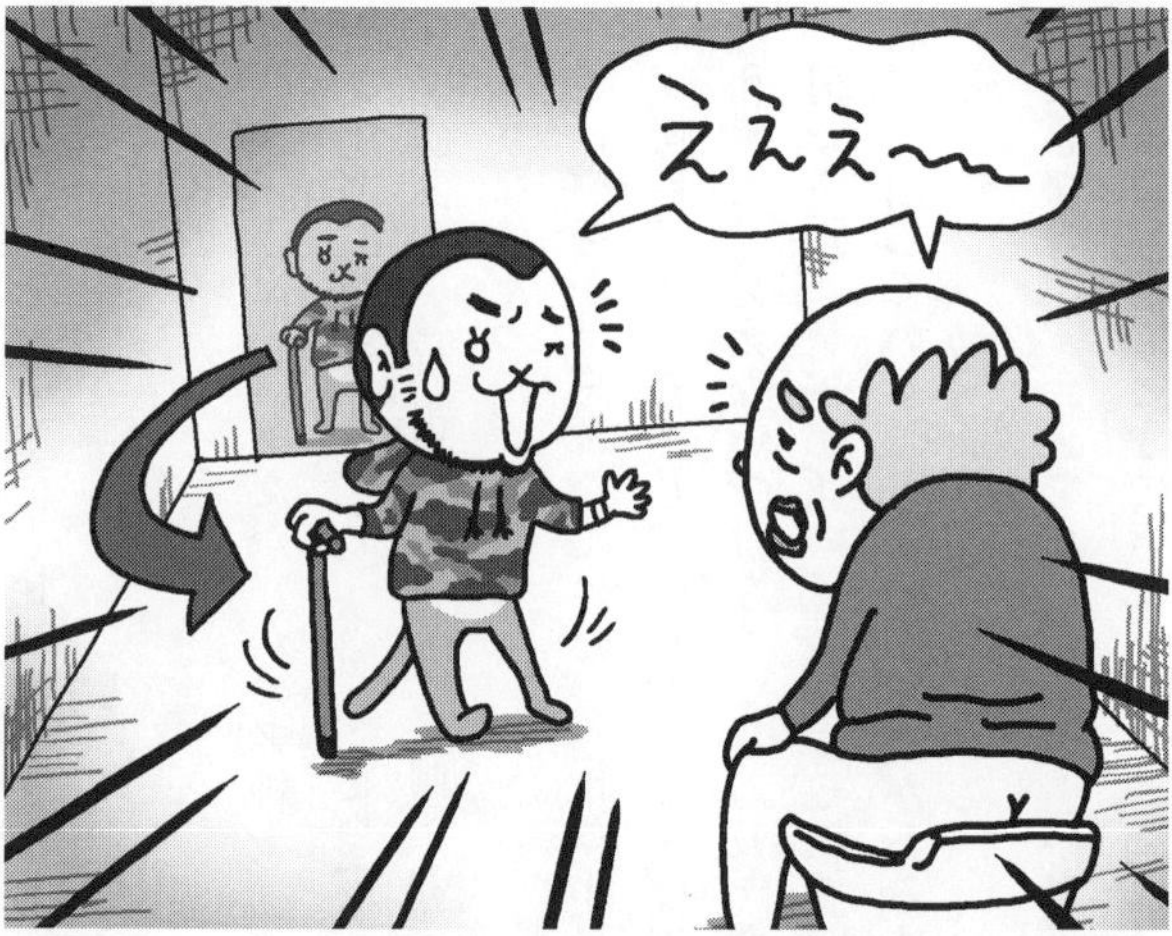

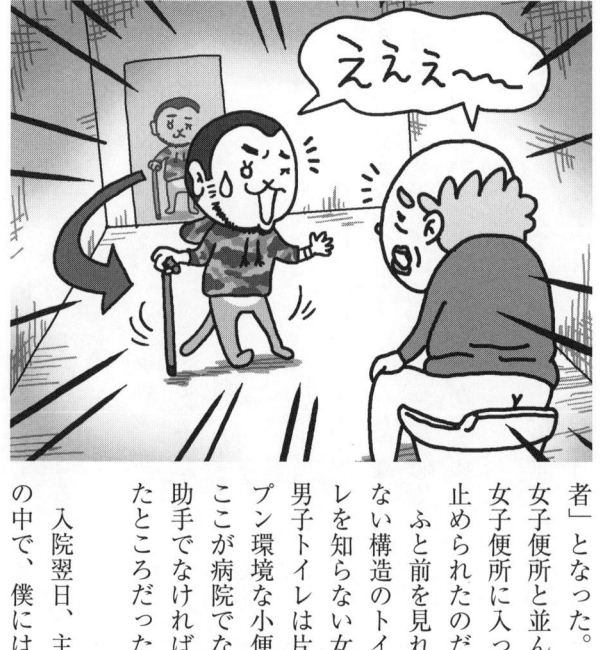

者」となった。病棟内、左に男子便所、右に女子便所と並んだ通路で、僕は迷うことなく女子便所に入ってしまい、男性の看護助手に止められたのだ。

ふと前を見れば、両側に個室が並ぶ見慣れない構造のトイレが広がっている。男子トイレを知らない女性のために解説すると、通常男子トイレは片側に個室、もう片側にはオープン環境な小便器が並んでいるものなのだ。ここが病院でなく、呼び止めたのが男性看護助手でなければ、僕は警察に突き出されていたところだった。

入院翌日、主治医は僕の家族への病状説明の中で、僕には脳卒中後に残る後遺症の「高次脳機能障害」の中でも比較的ポピュラーな「半側空間無視」の症状が出ていると、いかにも医者らしい「必要なこと、断定できること以上は語らない」淡々とした口調で説明してくれた。

聞き慣れない言葉だが、かの老紳士はテレポーテーションで現れたのではなく、僕の深層心理に女子トイレ侵入欲求が隠されていたのでもなく、僕は自分の左側の世界を「見えていても無視」したり、左側への注意力を持続するのが難しい脳になってしまったようなのだった。

単に鍵をかけ忘れただけだった排便中の老紳士には、大変に失礼なことをしたと思うが、僕自身がどう感じていたかと言えば、とにかく「左方面が見れない」という猛烈な違和感だ。見えないではなく、見「れ」ない。

何やら常に身体が傾いているように感じるし、まっすぐ歩いているつもりでも進路は右に旋回していくし、何しろ左腕があらゆる角という角にブチ当たり、左足も何かを蹴り飛ばす。

最悪なのが、会話をしている相手が真正面にいても、どうしても僕は相手の顔を正面から見て話すことができない。右方向に首ごと顔を逸らせて、視線もなぜか右上方を凝視してしまうのだ。

変質者になった僕

ここでハタと気づいた。この挙動不審な人間を、僕は知っているのだ。これはヒサ君だ。

ヒサ君は、以前僕が取材させてもらった事のある不良少年である。現在は関東の某広域指定暴力団三次団体の構成員、つまりヤクザだが、僕は彼が地方から十代半ばで上京し、ホストをクビになった挙げ句に振り込め詐欺のダシ子（集金役）から組織売春の見張りといった所謂裏稼業の底辺で足掻いていた時期に、何度か取材をさせてもらった。

そんなヒサ君のことを、僕は拙著『ギャングース・ファイル　家のない少年たち』（講談社文庫）で、このように記述している。

〈見れば見るほどヒサ君は残念な感じのヤツだった。――略――悪いことに、ヒサ君は僕と目を合わせようとしないのだ。あえてこちらを無視するような視線の取り方をする不良はいなくはないが、ヒサ君の場合は違う。明らかに僕と目が合うと、ものすごく不自然に目を逸らすのだ。しかもよく観察すると、目だけ逸らせばいいものを、顔全体を使って目を逸らし、そっぽを向いた状態で目だけでこちらをチラ見する。もうその仕草を見ているだけで頭ひっぱたきたくなるほど、挙動不審である。／（これは、いわゆる発達障害児ってやつだ）／そう直感した。〉

これはまさに、いまの僕を見事に描写した一節ではないか。ヒサ君は少し言葉も不自由な感じで、呂律の回らない言葉をゆっくりと苦しげに押し出すように話す子だった。目線は常に対話の相手に向けられることはなく、いまの僕と同様に、身体ごと相手から不自然に視線をそらし、なぜか口笛を吹くかのように口先を尖らせて、視線を泳がせて会話をするのだ。

坊主頭に眉毛全剃りで一九〇センチの痩軀という迫力ながら、彼はその極端な挙動不審さから、生まれ育った地元の友人たちからも、周囲の先輩たちからも、常にいじられているキャラだった。

自身がこうなってみて初めて実感したが、これは非常に辛い。自分が挙動不審に見えると分かっていてもその行動をやめられないというのは、本当に苦しくて、非常にフラストレーションのたまることだ。

ならば、ヒサ君もこんな苦しさを抱えていたんだろうか。時にはその空気の読めない態度にいらつきもしたが、彼もまた子どもの頃からこんな苦しさをずっと抱え続けて生きてきたのだろうか。

僕は、無性にヒサ君に再会したくなった。邂逅し、あの巨大ないがぐり頭をゴシゴシ撫でて抱きしめ、一発はたいて、一杯飲みにでも誘いたい（彼は猛烈な下戸だが）。ヒサ君自身に、自分が何らかの障害を持っているという認識はなかったろう。だが、僕は確信した。

恐らく後天的な脳の機能障害である高次脳機能障害者の当事者認識とは、先天的な発達障害、または精神疾患、認知症等々、大小の脳のトラブルを抱える「脳が壊れた人々」の当事者認識と、符合するのではないか。

だとすれば、これは僥倖だ。

これまでの取材活動の中で、僕は多くの発達障害を抱えるがゆえに社会や集団から離脱・排斥された人々や、精神障害と貧困のただなかに立ちすくみ混乱する人々を取材してきた。彼ら彼女らは、一様に「面倒くさい人たち」で「不自由な人たち」だったが、僕は記者として、初めて我が身をもってリアルな彼らの当事者認識を理解できるようになったのかも知れない。

ならばこの経験は、そうして面倒くさくて語る言葉を持たない社会的弱者の代弁者になりたいと思い続けてきた僕にとって、僥倖にほかならないではないか。

四十一歳の若さで脳梗塞をやり、この当事者感覚を得つつ、感じ、考え、書く能力を喪失せずに済むなどという経験は、望んで得られるものではない。

ならば書くのが僕の責任だ。彼らに代わってその不自由感や苦しみを言語化するのが僕の使命だ！

などと言えばどうにも格好が良すぎるが、本音を言えば僕は僕自身のために「言語化」を必要としていた。期せずして得た、「不自由な人の当事者感覚」だが、その後も僕には様々な障害が発現し、しかもそのどれもが他者に状況を説明しづらいものばかりだったのだ。

例えばこの一対一で話す際に全力で右上方を見つめてしまうという謎の症状と同時に僕を襲ったのは、「メンチ病」だった。病棟ですれ違う患者、医師、看護師、あらゆる人々に僕は「メンチを切って」（凝視して）しまうのだ。それも右側にいる人限定で。

目をそらそうとしても、一度注目してしまうと、どうしてもそこを「じと〜」っと見続けてしまう。

これでは喧嘩を売っているように思われても仕方がない。むしろこれは「変質者の視線」そのものではないか。

いや、僕は脳梗塞をやったけど、その中身の本質は変わっていないし、変質者になってもいない。まずは周囲に対して僕自身をわかってもらうため、自己弁護のために、言語化のトライアルは始まったが、ボンヤリと集中できない思考と非現実感の中での言語化は、困難を極めた。

たとえばこの「相手と目を合わせられず右上方を凝視してしまう」という症状。首の筋や筋肉が痛くて物理的に顔を正面に向けられないというのであれば、説明はどうとでも出来るし、わかりやすい障害だ。

だがこれ、僕本人の認識としては、首が回らないわけでは決してなく、どちらかと言うと「左方向を見てはならない」という強い心理的忌避感、障壁がある状態なのだ。

だがここで諦めては著述業の名折れ。なんとかこの感覚を言語化しようとして、色々と考えた末に「こんな感覚だ！」と自分の中で腑に落ちたのは、こんな表現だった。

「視界の左側に猫の礫死体が転がっている」。もしくは同じく左前方に、親しい友人の女性や、僕の尊敬する大好きな義母（妻の母）が「全裸で座っている」感覚。

分かるだろうか？　分かっていただきたい。

こんな状況におかれつつ身体は正面を向いていろと言われたら、なんとかして右の方に視線をそらしたくなるのが人情だろう。絶対見てはならないものが左前方にある！　だから僕は右を見る。左半分の世界はないことにしたいんです僕は。

そんな心理的障壁こそが、僕の当事者感覚を最もよく表しているように思えた。

だが、ようやく言語化できたこの感覚を早速妻に告げたところ、社会一般とはちょっと笑いのツボが違う妻は、「恵美ちゃん（義母）のパイオツかあ」と真剣な顔をしながらも口元はニヤニヤとして、明らかに笑いをこらえている。

お前そこ、ぜんぜん喜ぶところじゃないから。

まずい。挙動不審の上に「僕の左側に全裸の義母がいるんです」などと切々と訴えれば、折角当事者認識を言語化したところで、僕はまだ変質者のままだ。では次に必要なのは、なぜこんな事が起きてしまうのかの言語化である。

なぜ僕にはこんな「よそ見会話病」やら「右前方無差別メンチ病」などといったしょーもない症状が現れてしまうのか。半身不随で歩けないとか一切声が出ませんとか、そういった症状ならば、それはいかにも不便で生きづらく、「可哀想な障害者」然としているが、僕のこの状況は非常に説明がしづらいし、第一そうなってしまった理由がさっぱりわからん。

妻に頼んで病室に仕事用のノートＰＣをもってきてもらい、ブレる視線に震える手でAmazon検索。高次脳機能障害関連の当事者本を何冊か頼んでは読みあさり、入院後数日で始めていただいたリハビリの先生たちにもたどたどしい口調で質問し……だが、知れば知るほどに、そして調べるほどに、僕はこの高次脳機能障害というものが「見えない障害」と言われる理由を痛感するのであった。

片輪走行の脳

まず医学的にいえば、僕のこの「よそ見病」の原因は、右半球の脳細胞の損傷によって、本来その部位が司っている左方向に対する注意力・集中力が阻害されていることによっておきている。

患者によっては、例えばリハビリスタッフの胸の名札を見て、左半分の苗字は無視して右半分の名前だけしか覚えられない、認識できないという症状が出たり、時計の文字盤の絵を描かせると左半分が存在しなかったり曖昧にしか描けなかったりなんてこともおこるらしい。これがよそ見病。

一方のメンチ病についてはもうちょっと複雑だが、本来多くの人間の脳とは、右方向に対する注意力（左脳が担当）が左方向に対して優位だということに起因するという。今回僕は右脳を損傷したため、左方向への注意力が阻害されて、本来優位な右方向への注意力が一層亢進、過剰になってしまうというのだ（ちなみに利き手に左右があるようにこの注意力にも利き脳があり、生まれつき左方向への注意力が優先という人もいるらしい）。

また、本来であればさまざまな刺激に対しバランスよく注意を向けるのが健常者の認知能力なのだが、僕の脳はこの注意力の分散のバランスも悪くなっており、いちど注意を向けた対象からその注意をそらすことも困難になっているらしい。

その結果、左側を無視した挙げ句、ただでさえ注意力が優位な右側で注目すべきものがあると、そこを凝視してしまって目が離せなくなるというわけだ。

なるほど!!　と思わず手を打つ（実際は手を打とうにも左手が不自由でスカる）僕だが、これで納得できるのは僕がその当事者だからだ。さあ、問題はどうやってこれを他人に伝えるかだ。

僕は記者業というのは、同じ文筆業でも小説家のような文才や芸術的な感性で文字を書く人々とは別物の、「具体化と抽象化のプロ」だと考えている。分かりづらい事象について、それを分かり易い具体的な例えに置き換えたり、逆に想像力を働かせ易い方向に抽象化し、読者に理解を深めてもらうのが記者の仕事。言うなればそれは「同一言語上の翻訳作業」だ。

ということで考えた末、僕の脳裏に浮かんだのは、右前輪だけに駆動力が伝わる「右駆動力優位」なFFの自動車だった。

そもそも人間の脳とは、この右に推進力（＝注意力）が集中した自動車であり、ハンドル操作なく運転すれば、右車輪ばかりが進んでどんどん左に曲がりつづけてしまう。この車の癖を熟知するドライバーは常にこのアンバランスさを無意識でコントロールし、ハンドルを右に修正しつつ運転をしているのだが、ここで、人がこの修正機能を失ったらどうなるか。優位な右前輪の駆動力に押されて、その車はまっすぐには走れなくなってしまうだろう。

左に回り続けるしかない車、それが今の僕なのであります!!

という説明を再び妻にしたところ、「右前輪しか駆動力がないならばルパン三世のように片輪走行すればいい」という謎の回答が返ってきて、我が言語化能力の限界を痛感した。僕はやはり記者業としては三流なのか、それとも話す相手を大いに間違えたのか。

いやしかし、この半側空間無視の症状や左側への注意欠陥、右方向への注意亢進は、医学的にその原因や症状、それによって起きる不具合については認知されているものの、当事者が具体的にどう感じているかなどをリアルに語ろうとした前例はあまりないらしい。ならばこの拙い言語化も、きっと当事者やその周辺者の役に立つに違いない。


緊急入院から十二日後の六月十一日午前八時五分。僕は誤字脱字に誤変換でボロボロの企画メールを書いて新潮社の担当編集氏に送信。なんとかこの当事者感覚を文字に残したいとお願いしたのだった。ちなみに誤字脱字は左手指が五本ともほとんどまともに動いてくれないから、誤変換は変換ミスを見つけるための注意力・集中力が欠損している結果である。

しかしこの頃は、とにかく様々な認知能力が落ちているがための非現実感と、病棟で行動を制限されることによる猛烈な閉塞感、同時にもうそれまでのように仕事で分刻みの苦痛の中に生きなくて済む（というかもう無理）という解放感に加え、本当に死にかけるまで仕事をがんばったという達成感が入り乱れるアンビバレンツな感情の中で、妙なハイテンションになっていたようにも思う。

その後の回復の過程がどれほど苦しいものになるのかなど、僕は考えもしていなかったのだった。

第3章　リハビリは感動の嵐だった

念動力の感覚

まずは高次脳機能障害者となった自分が、いま「なにが出来なくなって」「なにを不自由に感じて」「どのように苦しいのか」を発見し、言語化し、それをどうにかして他者に伝える。すなわち自らの「病識」をもち「不自由さの言語化」をすることが、何よりこの障害と立ち向かう武器であり、記者としての使命だ。

発症からの数日は、朦朧とする意識の中で「自分が出来なくなったこと探し」を続けた。まず半側空間無視や注意欠陥などといった高次脳機能障害とは別に、探すまでもなく不自由なのは、左手指だ。痛みやしびれはないものの、僕の左手は基本のグーパー（全指同時の握りこみと開放）すら出来ない。左腕全体も脱力していて重く、集中力もないものだから、僕は左手で持ったものを落としまくることになった。最も頻繁に落とされたのは、タブレットＰＣだが、これだけ落としてよくも壊れないものだと感心するほどに、落としまくった。

とはいえこの左手指、全く動かないわけではなく、動け〜と念じていると、指はプルプル震えながらゆっくりとゆっくりと、動いていく。だが頑張って手を握りこむと、今度は握った手を開くことができず、筋肉がロックしてしまったかのように手を全力で握りこみ続けてしまう。指を一本ずつ動かすのはほぼ不可能で、もちろんじゃんけんなどできるはずもない。開いた状態から親指のみを握りこむことすらできない。

こんな状態だから、僕は両手親指を鼻の穴に突っ込んで他の指をわらわらと動かす「おや〜まゆう〜えんち〜〜♪」（古い関東ローカルＣＭ）がやれなくなってしまった。実はこの小山ゆうえんち、非常に高度な脳機能を使った手指の連係プレイだったのだ。ちなみに全国エリアで言うと、谷啓の「がちょーん」ができない。ということで、左手指の当面のリハビリ目標到達点は、小山ゆうえんちがちょーん、である。

それにしても、神経が全くつながっていなくて全く動かないマヒ状態だというなら分かりやすいが、頑張っていれば動くわけで、これまた言語化の難しい状況である。この状態で指を動かそうとする当事者認識は、言うなれば「念動力」だ。

使えもしない超能力で目の前の鉛筆に手を触れずに転がそうとする子どものように、動けうら〜〜〜こんちくしょ〜〜!!　と力む。するとたいてい、目的とは無関係な右腕に力が入ったり右手指や足の指が引きつったりしながらも、一向に左手指は動かない。だがそれでもひたすら念じ続けていると、右の膝から下が持ち上がったり、時には屁が出たりしつつ、ようやくゆっくりと左手指は動く。

それは凄くゆっくりだし、親指は頑として動かないのだが、他の四指が握る方向に動いた瞬間、僕の脳内には妙な爽快感が広がっていくのであった。

ヤバい!　めっちゃスッキリする!　そうだ、この感覚はあれだ!

「ど忘れして、どうしても思い出せなかった歴史上の有名人の名前とかが、ふと思い出せた瞬間」

である。あああ!　これこれ!　何で俺、こんなメジャーな人の名前が思い出せんかったんだろう!!　織田信長じゃん!　天下布武ですよ!

まさにあの、何十分も思い出せなくて苦しんでいた人名がようやく思い出せた、あの爽快感。あのスッキリ感そのものなのだが、そんなに甘くはない。折角思い出せた織田信長だが、これが数時間後には、また思い出せなくなっている。つまり、ほんの数時間前にゆっくりながらも握れるようになった左四指が、また動かなくなってしまっている。

あまりにあっさりと動かなくなるもので、本当に動いたのか、気のせいではないのかと自分を疑ってしまうほどだ。

リハビリとはくじ引きである

緊急入院から半月程経ったある日、見舞いにきてくれたK犬先輩が、面白いことを教えてくれた。K犬氏は、僕が三十代の青春を費やしたバイクのアマチュア競技を始めるキッカケにもなった人物であり、この十年ほどは競技の裾野を広げるための登竜門的なレースを主催している方なのだが、実は過去に手を機械に巻き込まれてひじまで潰すという大怪我をして、数ヶ月手指を固定しっぱなしの状態から機能回復した経験があったのだという。

まったく初耳だったが、このK犬氏の山形なまりのアドバイスは、実に示唆に富んだものだった。

「鈴木君さあ、リハビリっつうのはさ。あの、なんつうかな？　そうそう、あ～れ、駄菓子屋のくじ引きなんだよね。駄菓子屋にあんだろ？　壁に引っかかってるくじの束から引っこ抜いてくやつ。あ～れなんだよね。あれ、これかな？　これじゃねーならこっちかな？　って感じで、あちこち手当り次第に力入れてみて、指動かそうとしてるのに足動いたり顔が引きつったりすんでしょ？　そんで駄目でも片っ端から試して、そんでも全部外れくじで、その挙げ句に『ようやく動いたあああ!!』っていうのが、アタリくじ。で、いっぺん当たったら、そのアタリくじを何度も引いて、場所を覚えちゃって、一発でアタリ引けるようになるっつうのが、リハビリなワケ。分がる？」

それそれ！　めっちゃ分かります。だって俺、昨日そのアタリくじ引きましたよ！　織田信長って書いてありました。今日はどこにあったか忘れちゃったけど、また探せば見つかりますよね。

我が意を得たり！　である。このポンコツ左手に対して僕のすべきことは、もう一度信長くじを探して、それを何度も引き続けること。つまりは左手を握ったり開いたりし続け、徹底的に信長くじの場所を覚えてしまうこと。要約すると、反復練習だ。

ならば任せるが良い。僕は自分の参戦してきたバイク競技の選手の中でも、自他ともに認める圧倒的反復練習重視型の選手だった。中堅シードに昇格するまでは、毎週末土日どころか平日も夜な夜なセッティング走行が可能な港湾の敷地などで走り込み、光電管でタイムを取り、絞りに絞り込んでいった。おかげでタイヤは当然の事、フロントサスペンションのオイル交換は月に数回（公道走行なら何年かに一回）、クラッチユニットの交換も月に一回（これまた公道走行であれば何年かに一回）という、レースなのか環境破壊なのかわからないような感じになっていたものだ。

閑話休題。とまれ、僕は単純な反復練習を大量にこなすことについては、ちょっとした自信がある。もう、信長くじが僕の手あかで真っ黒になるまで、引きまくってやろうじゃないか！

それからしばらくは、少なくともこの左手指のリハビリにおいては、実に充実した達成感溢れる日々だった。まずは親指以外の四指を握ることから、消灯後の病室の中で、眠くなるまで何時間も、握ったり開いたりを続ける。すると、なんと、翌朝起きた時も指は思い通りに動いてくれるのだ。

信長！

そう念じて狙い通り手を握り込めた時の達成感は、まさに様々なスポーツの初歩練習と同じだ。

できなかったサッカーのリフティングを夕暮れ過ぎても続けた結果、翌日もやれるようになっている。バスケットボールで地味なレイアップシュートを首根っこが痛くなるまで続けた結果、十割入るようになる。まさしくそれ。だが、やはり甘くはない。

信長くじを攻略したら、次は親指も含めてグーパー。だが、グーで握り込めるようになると、今度は開く側の指令がなかなか到達せず、僕の手は爪が掌に食い込んで痛いほどに握り込み続けてしまう。完全にロック状態だ。そして、頑張ってこれを開くように念じると、何故か今度はおしっこが漏れそうになる。

本当に、所詮人間なんて、電気信号で動くものすごく高精度の機械に他ならない。手を開こうとすると、おしっこが出そうになるなんていうのは、断線や短絡箇所のある自動車のハーネスに通電テストをしているような感覚だ。ヘッドライトの配線に通電しようとしたら、やだも~ブレーキランプが光っちゃった！　のような。

だが機械と違うのは、人間は正しい動きを繰り返し続けると、その正しい配線が固定化、最適化されることだろう。

ならば今度は、おしっこが出ないように注意しつつ、握り込んだ指を伸ばそうとし続けて数時間。どうしてもチビるなら便座に座ってやればいいし、幸いこの頃は、恥ずかしながらまだ下着の中に尿漏れパッドがついていたから助かった。

よし、グーパーが出来たら、次は人差し指だけを曲げて伸ばして数時間、数千回、飽きるまで、飽きても、寝てしまうまで。

反復練習を続ければ続けるほど、毎日一本ずつといったペースで、面白いほどに、自由に動く指は増え続けていった。ああこの世に、右脳梗塞でリハビリ中の人間ほどに、自分の左手指がいとおしいと思える者はいるだろうか。

勢い余って僕は、自分の手指に名前をつけることにした。親指以外の四本を握る神経の名は、織田信長。開く神経の名は魔刀「へし切長谷部」（信長の愛刀）。ならば親指は斎藤道三、ではなく、なぜか田中角栄。人差し指は、マリー・アントワネット。中指は、マックス・カヴァレラ（スラッシュメタルシーンを牽引したブラジルのバンド『セパルトゥラ』の元ギター&ボーカル）。我ながら何の脈絡もセンスもないが、なにしろ脳梗塞直後の浮遊感たっぷりな世界観の中での思いつきなので、お許しいただきたい。

このいとおしい指たちを、夜な夜なその名を念じつつ動かし続け、僕は次々に我がものとしていったのだった。

やればやっただけ回復する

発症から二十五日間を過ごすことになったこの急性期病院の病棟では、毎朝毎晩、看護師さんが患者の再発や悪化の兆候を見逃さないよう、手足の動きや筋肉の脱力などを観察したり、自分の名前や年齢、日付などを正確に言えるかの確認にくるのだが、その中にグーチョキパーをしたり、グーパーをしたり、手指で一から十まで一本ずつ指折り数えるという確認もある。

僕はグーパーの信長から始めて、角栄、アントワネット、マックス、列島改造論、パンがないならお菓子、Ｂｅｎｅａｔｈ Ｔｈｅ Ｒｅｍａｉｎｓ！（セパルトゥラの代表楽曲）、と念じながら繰り返す。

ちなみにグーから繰り出すチョキは「ふんがー」である。チョキぐらいになると複雑すぎて、もう命名なんかしてる余裕など微塵もないのだ。

ふんがー！　っと踏ん張って、念じまくって、ようやく僕の手はピースサインをする。だいたい、無関係な所にも力が入って、右足の親指と薬指もクロスしている。いや、左手を見れば、親指が立ったままだから、これじゃフレミングの左手の法則、「力と磁界と電流」だ。

ここから諦めずにもう一息、頑張って親指だけ曲げて、ほんとうにようやくピースの完成。世界に平和を。

起床時と就寝前、看護師の前で行うこの兆候観察は、僕にとってはリハビリ成果の発表の場でもある。ある夜、僕のベッドの前に立ったのは、よりによってこの病棟の看護師さんの中でも一番キツい感じのMさんだった。確かに病棟には病棟のルールがあり、最大限優先すべきは「患者の安全の確保」。だがMさんは病棟の患者や家族に、やれ通路に物を置くなだの何だのとキツい言葉を投げかけるし、常に不機嫌そうな表情でカツカツと早歩きで、少々苦手な方だったのだ。

が、この夜、はじめはグーパーもできなかった僕の指が、日を追うごとに少しずつ動くようになるのを見て、Mさんは我がことのように喜びながら、こう言ってくれた。

「よっぽど頑張ってるんだって、分かるよ。やればやっただけ回復するし、やらなきゃ一つも進まないんだからね。見てれば分かるよ！」

その夜、僕は消灯後のベッドの上で、声を押し殺して男泣きした。どこぞかの貰い物のジバンシィのハンドタオルが鼻水で全面コーティングされるまで、涙が止まらなかった。

世の女性はキモに銘じてほしい。男を落とそうと思ったら、その男が陰ながらやっている努力に気づいてあげて、その結果を評価してやることだ。

彼女の言葉は、その後のリハビリの支えになった。

「やればやっただけ回復する」。回復しない障害もあるが、諦めた瞬間に一切回復はしなくなる。諦めない限り、回復の可能性はある。これがリハビリの基本精神だ。

脳細胞は助けあう

脳卒中（脳梗塞や脳出血など）の発症後の治療には、いくつかの柱がある。

第一に脳外科医が担当するのが、障害の原因となった脳卒中の「病因除去」、つまり血栓や出血などを手術や投薬で解消することで、これが発症後の緊急医療行為となる。

そして第二の柱は「再発リスクの確認」。脳カテーテルやＭＲＩなど様々な検査を行うことで、そもそも脳の血管の形状、血栓ができ易い不整脈等々、器質的に脳卒中を再発しやすい所見がないかを見極める。場合によっては、脳内の血管にバイパス手術を施すなどして、再発リスクに対策することも含む。

加えて、入院生活、退院後の家庭生活の中での食事の制限・指導や投薬で、血圧や血液の状態を管理する「再発予防」が、第三の柱。

ところが残念なことに、脳細胞は不可逆と言われていて、一度血液が巡らなくなって死滅してしまった脳細胞は、いかなる手術によっても投薬によっても生き返るということはない。

そこで最後、第四の柱が、「失われた脳細胞」ではなく、「失われた機能」の回復を目指す、リハビリテーション医療だ。僕の場合は幸いにも器質的な再発リスクはさほど高くなかったので、治療の主役は何といっても、言語聴覚療法、作業療法、理学療法の三分野でリハビリテーションを指導してくれる療法士の先生たちだった。

まず理学療法（ＰＴ）は、身体に残った麻痺の回復を主に担当する。僕は幸いにも下肢麻痺が残らず、発症直後から自立歩行はできたが、下肢に麻痺が残った場合の歩行機能回復や、全身の機能回復を担当するのが、ＰＴの先生たちだ。

一方で、手指を使った様々な作業能力の回復を担当するのが、作業療法（ＯＴ）の先生たち。文字を書く、物を移動させる、果ては料理まで、様々な日常生活のシーンを想定して、そこに復帰するためのトレーニングを行ってくれる。

そして最後が言語聴覚療法（ＳＴ）。幸い僕は言葉そのものを失う「失語」「失声」には至らなかったが、初めは強く構音（呂律）障害があった。こうした言語発声の分野を担当するのが、ＳＴの先生だ。

自立し、作業し、会話する。そして日常復帰。

後述するが、僕の中にかなり強く残るようになってしまった「注意欠陥」や「感情失禁」などの認知面、情緒面についての見えづらい高次脳についても、この三種の療法士の先生方が連係して機能回復に努めてくれることとなった。

それまで当たり前のようにできていた事ができなくなるというのは実際、絶望的な経験ではあるものの、それを凌ぐほどにこのリハビリ医療は感動的なものだ。

知られているように脳細胞は非常に複雑なネットワークでその機能をなしていて、死滅してしまった脳細胞があったとしても、その周辺の生き残った脳細胞が、かつて死滅した脳細胞が担当していた機能を補ってくれるという、とんでもない潜在能力を持っている。

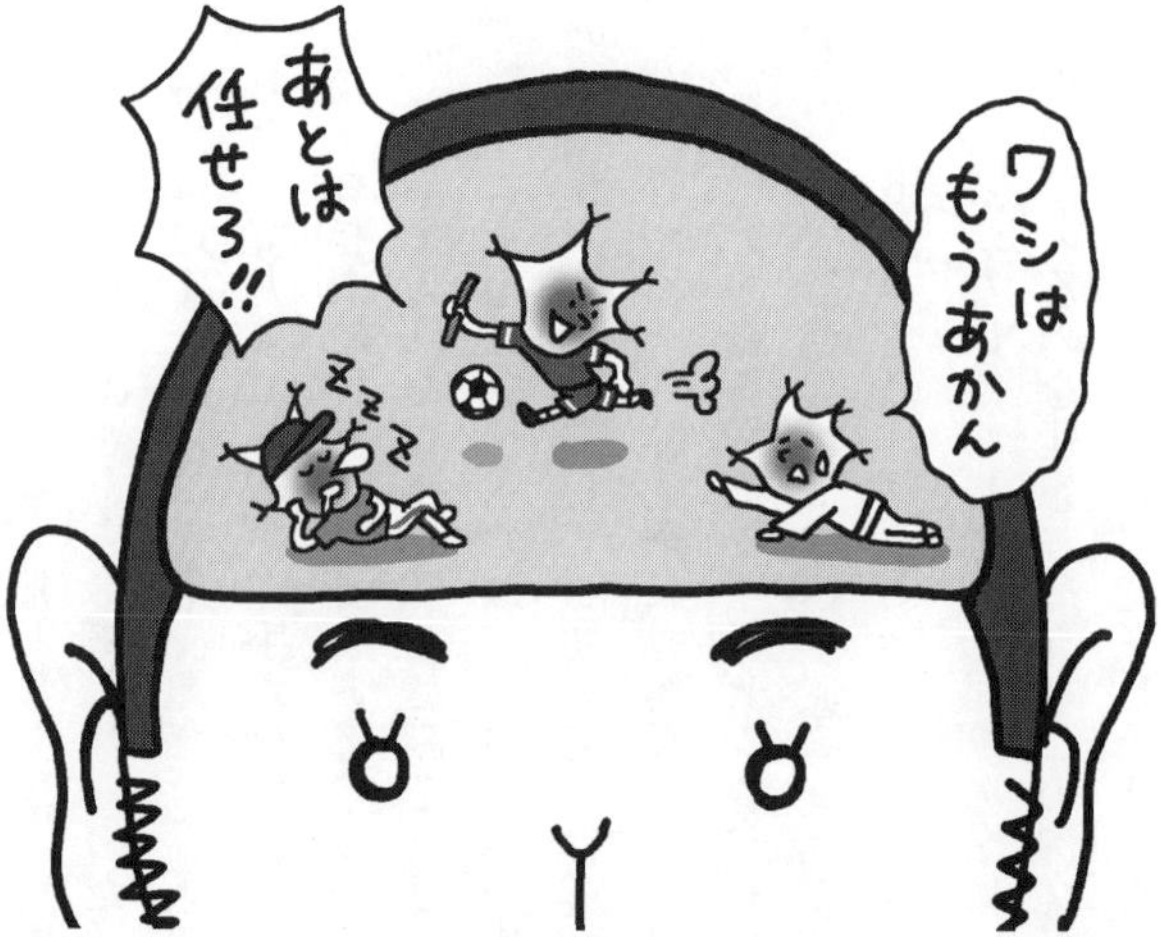

実際に脳内では、新たに死滅部分の作業を代替するようになった脳細胞に対して新生血管が生まれることもあり、新たに多くの血液と酸素をその細胞に送ろうとするように脳の血流が強化されていくというのだ。

となればリハビリ医療とは、この脳細胞の選手交代を手助けする行為だと言える。使えなくなった部分、例えば僕で言えば左手の指を積極的・意図的に使うことで、僕の脳内では本来左手指のためには使われていなかった脳細胞が使われたり、令の一端を担っていた細胞が、これまで左手指への指令の一端を担っていた細胞が、刺激され強化され、新たなる神経ネットワークが構築されていく。

そしてリハビリの先生方は、様々なテスト

や巧みな観察眼で、僕が脳梗塞によって失った機能を見つけ出し、その部分を効率的に刺激するための課題を出してくれるのだ。

例えばOTならばこんな課題だ。粘土の中に埋められたオハジキを出す。粘土を片手でちぎって丸めてみる。左手だけでジグソーパズルを完成させる。木製の小さなペグを小指と薬指だけで回転させてみる。ブロックを積む。左手の親指と小指を合わせて円を描く。与えられた課題を試してみるたびに、見事にそれが「やれなくなっている作業」で驚く。手指というものは、単に一本一本が動けばいいというワケではない。それぞれの指がきちんと連携して、初めて「作業」を完遂させることが出来る。

どれもがおそらく病前には容易だったはずで、今の僕には非常に難易度の高い課題だ。記者業の生命線であるタイピングについても、作業療法士さんが僕の動かしづらい指(左の小指と薬指が特に連携不全)を積極的に使用する例文を作ってくれた。

「朝だ出会って騒げばさあ」

である。なにやら夏休みの早朝の公園でラジオ体操に集まったガキどもがぎゃーぎゃーやっているのを連想しそうなこの例文だが、本当にこのドS療法士め! タイピングしているとイライラして発狂しそうになるほどこの例文、打ちづらい。

とは言え、ここで負けたらこの闘病記も成立しない。土日を使って気合いの一万六一七六字。打ちに打ちまくった。この一文、多分僕は、棺桶に突っ込まれるまで忘れることはないだろう。朝だ出会って騒げばさあ!! その結果、我がタイピングスピードは急速に回復することになり、全指を使ってのタイピングは発症後五十日後には可能に。一応病前と同じスピードと思われる程度への回復は六ヶ月ほどで到達することができた。

ちなみに医師の説明によれば、こうした後遺症の回復とは、発症直後に大きな回復率を見せ、そこから徐々に回復は緩やかになり、六ヶ月ほどで回復はほぼ停止。残った障害は「固定」されると言われているらしい。が、これまた当事者の感覚としては少し違う。

発症直後に大きく回復を見せるのは当然だが、そこからの回復は「階段状」で、しばらく回復が止まっているなあと思っていたら、ある日突然やれなかったことがやれるようになっていることに気付く。その頻度は徐々に低くなっていくが、病後半年以上経ってからも非常に穏やかに回復は続く。

階段状に感じるのは、気付かないほどに緩やかな回復が水面下で続いていて、それを認識したときに一気に回復したように感じるからだろう。中には変化が微細すぎて、回復したことで不自由になっていたことを後から気づくような障害もある。

本が読めない

いずれにせよ発症直後は、この療法士たちの「やれないこと探し」が余りに的確で意地悪な課題ばかりを出してくるために、何度も心の中で毒づくことになったが、この身で学んだ通り、少なくとも僕の手指は動かせば動かすほどに機能を回復してくれるのだから、本当に療法士さんたちは心強い味方だ。

半側空間無視や注意欠陥のリハビリでは、広いリハビリ室の中に手のひらサイズのプラスチックコーンを隠してもらい、それを探し歩いたり、紙いっぱいに描かれた無意味なひらがなの文字列から特定の仮名（例えば「ひ」の字）を探してチェックをつける「仮名拾い」などが、非常に難易度が高い課題だった。

前者のコーン探しは言うまでもなく、自分の左側視野に隠されたコーンを見事に見落として見つけられない。ならばということで、一度左に大きく振り向いて、そこからゆっくり右に視野を移しつつ探すと、まるでポンとワープしてきたようにコーンが見つかる。入院当日、トイレの中にワープしてきた排便紳士と同様にだ。

この当事者感覚もまた言語化するならば、これは「視野の左半分だけＦＰＳの低い動画になっているような状態」だ。ＦＰＳとは、フレームパーセコンドの略で、動画映像が実際は一秒間に何コマ（フレーム）の静止画でできているかの単位。当然ＦＰＳ数が大きいほうが動画はなめらかで、例えばアニメーションの世界ではテレビアニメよりもスタジオジブリの劇場アニメの方が高いＦＰＳを採用していることなどが知られている。

そして、高次脳による半側空間無視とは、少なくとも「見えかた」の当事者感覚においては、視界の左半分だけこのＦＰＳが極端に低く、それこそパラパラ漫画並みの低画質アニメーションであり、そこにある物体がコマから抜け落ちて正確に撮影（＝認知）できていない感じなのだ。

そういう状態なのだと自身でわかってさえいれば、対策は意外に簡単で、意図的に振り向くことで、本来の左視界を物理的に右視界にしてしまえば、見落としは少なくなる。もしくは左方面を見るときは右よりも倍の時間をかけて見る習慣付けをするか。

後者の仮名拾いについても、紙の上の左側に見落としが集中するから机の右側に課題のペーパーをおけばよいが、意地悪な療法士はすぐにまんなかに戻してしまう。だが、それ以上に難しいのはこの課題を始めるとほんの数行で猛烈な睡魔が襲ってきて、全く集中できなくなってしまうことだった。

この症状は入院からかなりの長期間にわたって僕を悩ませ続けたものだった。少しでも脳を使うと、すぐに瞼が重くなる。それはもう、夜通し酒を飲み続けた後に、朝日の差し込む暖かな始発電車の中で快適に揺られているかのような、猛烈な睡魔と極めて低い意識レベルだ。もはや気力でなんとかなる程度ではない。

全ての文字が興味の対象な筈の「高次脳機能障害の当事者本」を読んでも同様。さらに困った事に、僕は漫画すら読めなくなっていた。コマを追って台詞の文字を読んでいても、ストーリーが繋がらず、必死に集中していても「次にどこのコマ、どの吹き出しを読むのか」が分からず、やはり睡魔に襲われてほんの数ページで本を閉じざるを得ないのだ。

リハビリの先生方からは「神経的疲労」の言葉がよく聞かれた。人間には肉体的疲労、精神的疲労のほかに、神経的な疲労というものがあり、あらゆる神経は使いすぎた筋肉が動かなくなるのと同様に、疲労によって動かなくなる＝意識レベルが低くなり最終的には寝てしまう、というのだ。

ともあれ、これもまた負荷をかけ続けて回復を目指してゆくしかない。

第4章　リハビリ医療のポテンシャル

発達の再体験・追体験

入院直後の数日は毎日何らかの検査が入るものの、直近の再発リスクがないと判断されると、入院生活はリハビリが中心となっていった。午前八時の食事以降、夕方まで、合計で三コマ三時間のリハビリは、息苦しい病棟から離れる解放感だけではなく、非常に深くて重要な示唆や、思考の素材を与えてくれる経験だ。

例えば手指の技巧性についてのリハビリで、僕は強い既視感を覚えた。遠い遠い昔、それこそまだ小学生やそれ以前の年齢のころから、僕は同じような訓練を経験して来ているのだ。

それは例えば二〜三歳児のころに母から与えられた、ひらがなの書かれた木札を枠の中に並べていく玩具。幼稚園の園内で小さく切った段ボール紙の上に粘土を貼り付けて昆虫の形を作る課題。長じては、ゴムボールをできる限りまっすぐ上に投げることにチャレンジしてみたり、コカ・コーラのロゴのついたヨーヨーを振ってみたり、ゲームセンターでコントローラーのスティックを操作してシューティングゲームの自機を動かしてみたり。

いずれの時も、初めは指先も身体もうまく動かなくて、全身が連携してくれなくて、妙な動作をしてしまったり、誤った動きをしてしまう。真上に投げようとしたボールはなぜか正面にいる友達を直撃するし、ヨーヨーは決まってガラス窓にぶっ飛んでいくし、ゲーム画面上の自機を動かそうとしているのになぜか自分自身の身体が椅子の上で悶え動く。

だが、何度も繰り返すうちにすぐに身体は正しい動きになじんでくれて、おおむね望み通りの動きをしてくれるようになった。

それはまさに、今僕がリハビリの中でやっていることと同じではないのか。

なるほど、既視感の理由が分かった。つまりこのリハビリとは、「発達の再体験・追体験」なのだ。

発達障害は生まれつきなのだろうか

人間とは、教育され訓練されなければ、あらゆる部分で発達せずに年齢を重ねることになる。当然、心身のいずれも発達には個人差があるが、個性という範囲を超えてあまりに大きく未発達な部分があれば、それは「発達障害」とされる。

だが果たしてそれは、どこまでが個性や個体差で、どこからが障害なのか？　このことは、発達障害という言葉が世に大きく認知されるようになってきたころから、ずっと考え続けてきたことだった。

僕はこれまでの取材活動の中で、「環境的発達不全」と言えるような少年少女らに多く会ってきた。たとえば、過度のネグレクトや虐待家庭から逃亡して未成年で自立生活を送る売春少女、窃盗少年らの中には、フォークやスプーンをグーの手で鷲掴みに握って食事をする子たちが少なからずいた。

彼らはその生い立ちの中で、「箸を使うという右手の発達トレーニング」すら与えられなかった者たちだった。

また、同じく極端な機能不全家庭の出身者では、アスペルガー症候群（知的障害を伴わない自閉症スペクトラム）を疑うような、コミュニケーションや他者の気持ちへの理解を極端に苦手としたり、言語の延長線上に暴力があるような子たちも多くみてきた。

だが僕は、彼らのすべてが先天的な発達障害者ではないことを知っている。長期間にわたる取材や個人的な付き合いの中で、彼らもまた様々な人と出会い、恋をし、（裏とはいえ）社会の中に入って学んでいく中で、そのパーソナリティや能力が急速に「発達し」「一般化」していくのを見てきた。

当たり前の話だが、コミュニケーション力や他者への共感力なども、個人差はあれど多くは教育と訓練と経験の中で発達していくものであり、機能不全家庭の中で適切なコミュニケーションを経験せずに育ってきた彼らが対人関係において「発達不全」なのは障害ではなく自然な成り行きなのだ。

脳梗塞で幾分かの脳細胞を失った僕は、この発達途上の段階にいきなり逆戻りさせられ、リハビリによってその発達の追体験をしている。これまた、なんという稀有な体験だろう。

そう思うと僕は、病棟に見舞いに来る家族連れの子どもの動きから、目が離せなくなった。

きれいに拭き清められたツルツルの病院の廊下で、絶叫しながら走り、転び、滑り、床に頬をつけてその冷たさを楽しむ子ども。あの子の脳は今、ものすごい勢いで刺激され、脳神経は血液と酸素を得て神経伝達物質を出しまくり、猛烈な勢いで知覚や識知のネットワークが発達していっている。

一方で、あまりのやかましさに親から叱責を受け、暴れたくて仕方がないのにじっと我慢している子ども。あの子の脳内では今、感情や行動を抑制する部位がまたすごい勢いで刺激され、発達を促されているのだ。

リハビリと高齢者の群れ

そんなことを感じるようになってから、リハビリ室の中を見渡す僕の気持ちは、ちょっと複雑なものになってきた。

広くきれいで明るいリハビリ室の中で療法士さんのケアを受けている患者たち。その九割以上は、高齢者なのだ。

もちろん、脳卒中後のリハビリがなければ高齢者の多くはそこから寝たきりとなり、自宅にもどって家庭生活に復帰する事もできず、病棟内で延々と医療費の負担を生み続ける。誰だって病棟のベッドに縛り付けられる末期は嫌だろう。確かにそのＱＯＬに寄与するリハビリの療法士たちの仕事は崇敬に値する。

病院のリハビリ室には、日本作業療法士協会のリハビリ医療への啓蒙ポスターが貼ってあり、僕はその文面を見て何度も崩壊する涙腺と戦うハメになった。

それはこんな文章だ。


おいしかった。

うれしかった。

片手でつくった玉子焼き。


ある病気で右半身が麻痺となったかずこさん。

大好きな料理は、もうあきらめていました。

「今度、一緒に玉子焼きをつくりませんか。」

作業療法士がそう声をかけると、

「ムリですよ。今の私には。」
「方法はあります。やってみましょうよ。」

そして当日。エプロンをつけて台所へ。
玉子をわり、溶いて、まぜて、フライパンへ。
片手でもけっこう器用にできて、
半年ぶりの玉子焼きづくりは、みごと、成功。
少し形はゆがんだけれど、
楽しくて、おいしくて、
何よりできたことが嬉しくて、
かずこさんの目には涙がうかんでいました。
「次は一緒に何をつくりましょうか。」

自分を生かす作業と出会う。
こころとからだが元気になる。

作業療法は、そんな
リハビリテーションの技術です。

ひとは作業をすることで
元気になれる

（日本作業療法士協会ポスターより）

だめだ。何度読んでも涙が出る一文だ。失った機能とは、失った日常に他ならない。そして老い先短い高齢者にとって脳卒中などで心身の機能を失う事は、得てして諦観に繫がる。もう日常は戻って来ない。生きていてもいい事がない。けれども、リハビリ医療はそんな諦観や失望から人を救い出し、もう一度生きる勇気をくれる医療だ。

が、どうにもこうにも腑に落ちないのはきっと、僕がこれまでの僕の記者活動で「なぜ日本はこうまでに子どもに金をかけない国なのだろうか」という憤りをかなり拗《こじ》らせてきてしまっているからだろう。

ここで働くリハビリの療法士たちは、極めて優秀な「子どもの発達の支援者」になる可能性を秘めたプロ集団。彼らのスキルは、子ども、そして若い社会的弱者のために大きな効果を発揮するのは間違いがない。だが現状、その人材がどれほど子どもや若者の支援にその力を発揮できているのだろう。

リハビリ室の中を動く白髪の頭の群をみるにつけ、どうにも抑えようのないわだかまりが、僕の中に一杯になっていった。

リハビリスタッフのポテンシャル

例えば、子ども集団の中でのイジメの原因には、イジメ被害者となる者の発達障害や発達のアンバランスが大きく関係していると僕は考えている。

分かり易い例を挙げれば、少なくとも僕の世代の小学生男子の集団の中では、ボールを投げる際に全身の動きの連係が上手くできていない子どもが集団の中から排斥される傾向にあった。

内股で上半身は縮こまり、投げるボールは遠方ではなくほんの数メートル先の地面に向かって力なく落ちていく。不格好で、笑いを誘うその動き。嘲笑の対象として「いじられキャラ」になれる子どもなら逆に愛されるが、ここで嘲笑に暴力で応えたり、「ボールもまともに投げられないくせに生意気な発言」をする子どもは、あっというまにイジメの対象になってしまう。

イジメをする側の心理を肯定する気は絶対にないし、これがいじめの主因であると断定するのも大きな間違いだが、身体能力でもコミュニケーションスキルでも、発達がアンバランスな子どもが集団の中から排斥されがちというのは、認めざるを得ない事実だ。そんな子ども時代を引きずって成人後も社会にうまくなじめないという例もまた、それこそ掃いて捨てるほどあるだろう。

だが前述したように、先天的な障害でなくとも、子どもの発達は環境要因によって大きくバラツキができるものなのだ。ならばこそ、不登校児童に、保健室通学児童に、虐待やネグレクト環境下で発達の遅れてしまった子どもに、リハビリスタッフの専門性はとてつもないポテンシャルを秘めているように思えてならない。

彼女たちの事情

一方で、神経的疲労によって睡魔と戦い続けた経験は、別の既視感を呼んだ。僕の記者活動の大きな柱に「女性の貧困」があるが、取材活動の中で僕は幾人かの生活保護受給レベルにある女性らに対して、生活保護受給を福祉事務所に掛け合うべく同行支援を試みたことがある。

そのほとんどは失敗に終わったが、日々の支払いに追われ、周囲に相談できる者もなく、精神疾患などもあり、孤独と混乱のただなかにある彼女たちには、共通する行動があった。

まず約束の時間に来ないのはデフォルト（基本仕様）として、役所に提出する所得証明などの書類の説明や、書き込みが必要な申請物などの説明を始めると、高確率で「気絶するような勢いで寝る」のだ。ファミレスのシートで横になってしまう者もいるし、仏像のような半眼状態でフラフラと寝てしまう者もいた。公的な書類などを用意しても、五行読めればいいほうで、音読してあげてもさっぱり頭に入っていかないようなのだ。

誰のためにこうして資料を集めてきたのだ。そう思うと腹立たしくなることもあったが、これを僕は、精神科から処方されている安定剤や睡眠導入剤の効果が抜けていない結果だと思っていた。だが、果たしてそうだろうか？

彼女たちの症状は、あまりにも「漫画が読めなくなってしまった」僕と、合致するのだ。貧困とは、多大な不安とストレスの中で神経的疲労を蓄積させ、脳梗塞の後遺症で高次脳機能障害となった者と同様なほどに、認知判断力や集中力などが極端に落ちた状態なのではないか？

このことに思い至ったのは、入院から一週間近く経ち、妻の介助付きであれば病棟一階の売店へ行っても良いと許可が出たころのことだ。

ふらつく足で病院内の売店に向かい、レジで小銭を出そうとすれば、目のピントが合わずに小銭は二重に見え、指は思うように動かずで、遅々として狙った数の小銭を出せない。「小銭を手に持ち続けるための集中力」すら維持できず、一枚二枚と硬貨が手から零れ落ちる。それだけならまだしも、数枚の小銭を数えると、何枚まで数えたのか分からなくなってしまう。

そんな僕をイライラした顔で見ているレジのおばちゃんの気配に、心の中は苛立ちとパニックの暴風雨が吹き荒れ、僕は小銭入れをおばちゃんに投げつけて「あんたが数えてくれよ！」と無茶な横暴を言いたくなった。

結局僕は紐のついたガマグチを妻に用意してもらい、会計時にはそれを店員に差し出して勝手にお金を出してもらう（もしくは札で払う）という物理的解決策に辿り着いたのだったが、その後退院に至った後も、このレジ前のパニックには長いこと悩まされた。

そして、この、小銭を手にレジ前でワナワナと手を震わせる、そんな自分もまた、三九ページのヒサ君同様に、僕には見覚えがあった。

拙著『最貧困シングルマザー』執筆のために行ったメンタルに問題を抱えた貧困女性たちへの取材の中で、「お釣りが数えられなくなった自分に絶望した」というエピソードは何人にも共通したものだった。

再び、かつての取材時の光景がまざまざと思い出された。取材を終えて立ち寄ったウエルシア（郊外型ドラッグストア）のレジ前で、たどたどしい指先で小銭を何度も取り落とし、挙げ句に床に財布ごと落として中身をばらまいてしまった取材対象者のことだ。

何年も執拗に続いた夫のDVと離婚のショックからメンタルを深く病み、精神科から処方される抗鬱薬に依存するようになっていた彼女は、床に落ちた小銭を震える指先で一枚一枚集めながら、ぼたぼたと大粒の涙を床にこぼした。

最後は小銭集めを諦め、レジにグシャグシャの五千円札を叩き付けるように置き、漫画のように鼻水をプランと垂らしながら釣り銭ももらわずに店を出た彼女に、なんとキレ易い人なのだろうと思った僕だったが、いま僕は痛いほどに彼女の気持ちがわかる。

トラウマチックな体験や強い精神的なダメージは、目には見えないが脳に傷となって残り、結果として様々な認知のズレを生む。彼女はどれほど自分にイラつき失望していたのだろう。あそこで振り返りもせず垂れる鼻水を拭くこともしなかったのは、彼女に残った最後のプライドだったのだ。

そして思うのだ。彼女のそばに、今僕を支えてくれているリハビリ医療があれば、どれだけ強力な支援となっただろう。孤独と混乱の中にある生活困窮者や貧困者には、この「認知のズレ」が共通して存在する。ならば彼ら彼女らに必要なのは、いち早く生産の現場に戻そうとする就業支援ではなく、医療的ケアなのではないか。それも精神科領域ではなく、僕の受けているようなリハビリテーション医療なのではないか。

リハビリのスキルに光を

だが現実問題、そもそもリハビリの療法士は、いわゆる「コ・メディカルスタッフ＝医療従事者」であって医師ではない。保健医療としてリハビリを受けるには、医師（脳卒中を原因とする高次脳であれば脳外科医）が病名をつけ、リハビリを「処方許可」する必要がある。

なんだか病院内でクーデターでも起こしたくなってきた。高齢化の進行する日本では、リハビリの療法士がその高齢者の退院支援、寝たきり抑止に手一杯で、人手不足の状態だという。この現状では、子どもの発達支援や社会への適応トラブルを抱える者や生活困窮者へのリハビリ医療の適用は、非常に難しいだろう。

まして「病名」を医師がつけなければ、リハビリの療法士たちは身動きが取れないとなれば、最も見過ごされがちなボーダーラインの障害を持つ者には一層その支援の手が届きそうにない。

病院内でのヒエラルキーにも納得がいかない。医療従事者である療法士は医師よりもはるかに低い給与水準で働いている。確かに僕の脳梗塞についても脳外科医たちは再発を防ぐためにベストを尽くしてくれてはいるが、悪く言えば「再発・悪化さえしなければＯＫ」と感じているようにも思える。僕がなにを不自由に感じていて苦しんでいるのかを知るのは、そのために指導し僕のＱＯＬの向上を常に考えてくれているのは、ほかでもないリハビリの先生たちなのだ。

リハビリ室で、僕はこの積もり積もった思いを、幾人かのリハビリの先生たちに吐露した。

「これほどに優れた人材が医師の指示下でなければ動けず、退院してもすでに生産に寄与しない高齢者のためにそのスキルが浪費されているのは、いかがなものなのでしょうか⁉」

「これは若者や子どもの貧困が広まる中、高齢者ばかりが優遇される老尊若卑な現代日本の縮図ではないでしょうか⁉」

「僕は同じ医療費を払うなら、病院や医師ではなくあなた方リハビリの先生に払いたい」

我ながら面倒くさい患者だとは思うが、以上のようなことを切々と訴えると、療法士の先生たちは皆一様に困ったような嬉しいような微妙な表情を浮かべるのであった。

こんなひねくれた記者が脳梗塞をやってこうして発言するというのも、ひとつの契機。このリハビリ医療という分野の可能性と将来について、一つ踏み込んで考える必要があるように思えてならない。

第5章　「小学生脳」の持ち主として暮らす

記者廃業か

脳梗塞発症に気づいたキッカケは指の麻痺と構音（呂律）障害。そして直後に自分が認識していた後遺症は、指が動かないことと話せないことと、左側の世界を見れず（半側空間無視）、右の視野に注目してしまうこと（注意欠陥、分散不全）だ。これらについての、その後の経緯はどうだったろうか。

まず手指のリハビリと技巧性の回復については療法士さんたちの助力を得て、一ヶ月もすれば「不自由な感じでイライラするけど完全にできない作業はほぼない」レベルに到達した。不自由感が完全に無くなる事はないが、三ヶ月後の技巧性テストでは「八十代後半男性の平均点」にまでは回復、その翌月には四十代レベルに到達することができた。前述したように、これは実に充実した「発達の再体験」であり、非常に深い示唆を僕に与えてくれる経験でもあった。

一方、半側空間無視と注意欠陥（右側への注意の偏り）についてはどうか。実はこの症状へのリハビリは、かなりの「焦りの感情」を伴った。というのも、これは今後の取材記者としての人生に直結するものだったからだ。

そもそも対人コミュニケーションにおいて、相手に対して右上方によそ見をしながら、かつ視線だけはチラ見しながら会話するというのは、絶対的なルール違反だ。一対一の会話の中で、「話したくなる」ように相手の心理をコントロールし、情報を引き出すのが取材記者の仕事。取材対象から話を聞く時に、相手との距離、自分の姿勢、目線の送り方、話すペースや反応のバリエーションなどについては、僕は神経質すぎるほどに様々なルールを自分に課していた。

たとえば、相手の表情や言動から「積極的に情報を話したい」という心理が読めたなら、僕は好奇心をむき出しにして身体を前に乗り出し、時には話の先が待ち遠しくて貧乏揺すりをせんばかりに相手の話の波に乗る。一方で、本人の話したくない過去や、本人が罪悪感などを抱えている経験について話す際、正面を向いてこちらが乗り出して尋

×取材では絶対NG

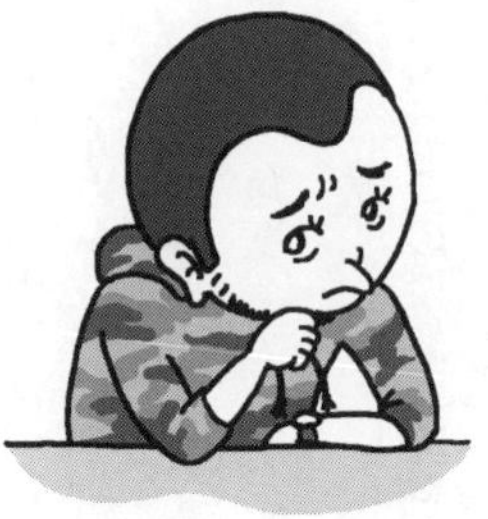

ねれば、それは「尋問」だろう。話しづらい背景がありそうだったり、相手がこちらに対し警戒心や恐れを抱いているように感じる場合は、少し身体を引き気味にしたり、角度をずらしたり、目線を伏し目がちにして意図的にまばたきを増やすなどというのも、相手が語りやすくするためのテクニックの一つだ。

顎の上下角というものもまた非常に大事で、見下すという言葉の通り、顎を上向きにして下を見るように相手を見れば、小馬鹿にされた印象を相手は受ける。中でも最悪なのは、相手の顔を見ずに少し顔を横向きにそらし、目線だけで相手を見て、若干上目遣いで受け答えをすること。鏡を見て実際にやってみればいい。これは「疑い」「あなたの言っていることを本当だと信じていませんよ」というサインになる。

残念ながら世の中には、こうした対応が癖になってしまっているような人も居る（大変不快だが、警察官や役所の職員に多い）が、これは相手の心理をこぶしで殴りつけるような、拒絶、暴力的なコミュニケーションだと僕は思っている。

他方で、取材対象者の中には、目を合わせずにノートやパソコンを見ながら受け答えをしたほうが楽に話せるという場合もあるから難しいのだが、このように、初対面の相手がどのようなコミュニケーションなら自分のことを深く話してくれるのかを瞬時に見抜き、適切な距離、角度、テンポ、抑揚をもって相手と話す。これが取材記者に求められるテクニックなのだ。

焦りはつのった。この変質者的コミュニケーションを改善しなければ、取材記者業は廃業するしかないではないか。

道路が渡れない

どうにも「記者業たるや」的な内容になると熱く語りがちではあるが、それ以前にこの障害は、日常生活復帰にあたってリアルな身の危険をもはらんでいた。

例えば発症からしばらくの間は、東西二つに分かれた病院の敷地の間を走る道路を渡れないといった症状が起きた。

確か幼稚園で習う道路横断の基本は、右見て左見て右見て、手を挙げて横断！　だったはずだが、僕の場合はこうなのだ。

1・右を見て迫りくる車がいれば目が離せなくなり、目前を通過するまで見送ってしまう。

2・すかさず左を見るも、左方面に見落としが多いのが分かっているから時間がかかる。

3・その間に右から来てたらヤバいよね、ということで右を見ると、迫りくる車第二弾！

4・それをやっぱり注視して目が離せず、目前を通り過ぎるのを確認し……。

5・左を見たら忽然と車が現れる！　ヤバい、今踏み出してたら轢かれてた！

こんな始末で、これじゃいつまで経っても渡れない。そういえば、信号のない交差点でずっと渡れずに左右を見ているご老人というのを目撃した記憶もあるが、我が脳はそんな高齢者レベルなのか？

ならば世の中のすべての道を左方面一方通行にするよう道路交通法の改正を求む！ 帰り道はまた逆方向一方通行にしてください！ などという要望が通るはずもなく……。

「妻の罵声」リハビリ

リハビリでは、まずSTの先生との自由会話の中で視線を正面に向けるように訓練したり、空間認知を促す机上課題（要するに脳トレゲーム）をこなしたりが行われたが、実際のところ、この認知的な問題においては日常生活すべてがリハビリだった。

というのも、どうやら不思議なことに、この「相手を正面から見れない」、「正しい注意ができない」の度合いは、感情面の影響も受けているようで、殊にコミュニケーションにおいては初対面の相手や、あまり好意を持っていない相手、話したくない話題などの時に、症状が強く出るのだ。なれば当然のこと、最も話しやすいのは毎日病室に見舞ってくれる妻。

ふたりで色々と試した結果、挑戦したのは、結構力業なリハビリだった。「そもそも自分の姿勢を右注目できないように矯正する」のだ。

まずは相手と対峙した時点で、意識して正面に座り、むしろ若干左方向を向くぐらいの意識で腰の位置を決める。「会話のキャッチボール」とはよく言ったもので、あらゆる球技の基本が向かって来る球に身体の正面を向けることであるのと同様に、ともすれば、座った段階で腰ごと右に逃げようとするのを、物理的に矯正するのだ。

もしくは、妻にあえて左側に座ってもらって、常に「こっち見ろバカヤロー」と罵声を浴びせ続けてもらい、気合いでそちらを見ながら話を続ける。

前述したように僕の当事者認識は、左に猫の轢死体、もしくは全裸の義母。そして、左前方にいる人物の会話の内容を理解するのが難しい。正面に二人いる状態で会話をすると、右の人物としか会話ができない。

また、病棟内の談話室などまで足を延ばせるようになると、さらに困った現象が起きた。自分の右前方に騒がしい人などがいると、その他人の会話に注意が向いてしまって、今話している正面の人物の会話がほぼ耳に入ってこなくなってしまうのだ。さらに謎めいたことに、この右前方の騒がしさへの注視現象は、その相手集団によって大きく症状が変わる。

具体的には、集団の中で「会話が成立」していれば、さほど苛立ちを感じないのだが、かみ合っていない、不成立、特に「自分を見てほしいと騒ぐ子どもと、それを無視して別の会話をする親」という組み合わせだと、僕はその場で叫びだしたいほど暴力的に強い苛立ちを感じてしまい、もはや本来の自分の相手との対話は完全にできなくなってしまうのだ。

意味が分からん（のちに分かったので後述）。

妻の世界が見えてきた

こんな状況下で、あえて雑音のある場所に赴き、左側にいる妻の会話に集中するという矯正は、かなりの精神的苦痛を伴うものだったが、この時期妻は妙なことを言った。

「ようやくあたしの気持ちが分かったか」

である。

実は我が妻、かなり激しい注意欠陥の持ち主である。分かりやすいのがスーパーマーケットなどでの買い物で、まず入店から十数秒で僕は毎度妻の姿を見失う。妻は目的の商品を探す間に、目につく商品ですべて立ち止まってしまい、または目のつく棚に足が動いてしまい、当初の目的商品を手にするまでに同じ通路を三回は練り歩く。

一方の僕は、広いスーパーに入ったらまずは天井近くのパネルをチェックして何がどこに売られているのかを確認し、できれば店の入り口からレジまでを一筆書きの軌跡で歩きたいタイプだから、妻に「油揚げ持ってきて」などと頼んで、僕が店内すべてを回ってレジに到着したころに「油揚げとお菓子とジュースと何か」をカゴに入れた妻と合流すると、毎度切ない気持ちになるものだ。

もっと顕著なのは、妻の就寝間際だ。時計を見てもう寝なければならない時間だと気付いた妻が、そこから布団に入るまでには、下手をすると二時間はかかる。リビングから寝室に行くまでの間で猫に出くわす。爪が伸びていると猫を抱いてこたつに戻って爪切り作業。と気づくと手元にスマホ。充電しなきゃな〜とスマホを手に取ると、思わずゲームのチェック。ついでにちょっとレベル上げ。一事が万事こんな感じで、その間妻の中では一時間を十分程度にしか認識していないらしい。何度「時計を見て生活しろ」と言っても、妻は常に目に入ったものに興味を覚えると本来すべきだったことは完全に失念し、ものすごい集中力でもってその「すべきでない」ことを遂行するのだ。

なるほど、僕は確かに病後、注意欠陥著しく、集中すべきでないところに集中してしまうし、物事に優先順位がつけられなくなってしまった。これが君の生きてきた世界だというのか。

加えて妻が言うには、

「あんたの場合は時間薬で治るんだから、今は楽しめば？　結構楽しくない？」

こんなに辛い思いをしている夫に、何を他人事な！　と思ったが、ご指摘の通りにしてみると結構楽しかった。

発病とともに運ばれた脳外科（再発予防を最優先）で二十日余りを過ごし、回復期を担当する病院（日常復帰へのリハビリを最優先）に転院してしばらく経つと、行動範囲は徐々に広がっていく。先ほど「敷地内の道路を渡れない」などと書いたがこれは発症から一ヶ月以上経った回復期病棟でのこと。安全確保の観点から患者の行動範囲は厳しく制限され、初めは入院病棟フロア限定だったものが、病棟内フリーになり、次に外来などを含む院内建物フリー、そして夢の「敷地内フリー」とレベルアップしていくのだ。

妻の「楽しめば？」発言は待ちに待った敷地内フリーをゲットしたころのことだった。言葉を追加すると、「敷地内を散歩しながら目に入り注目したものを」楽しめば？　らしい。

小学生脳

その翌朝、早朝六時から病院の敷地を徘徊（ウォーキング）しながら、ぼくは小学生に戻った。路上に何かを見つけるのは当然右方向なのだが、病前なら絶対に見つけなかっただろう物が、次々に興味深く僕の視界に入ってくるのだ。

おかしな形の壁のシミに、何かモチーフを求めたくなる。工事の人がつけただろう緑石の赤い矢印マークは、もれなく追いかけたくなる。ホラーゲームの研究所に出てきそうな錆びたドアと、同じく錆びた番号キーの操作パネルのある小さな建物に、バイオハザードのマークを発見して有頂天になる（医療廃棄物の保管庫であった）。「リネン室（不潔）」というパネルを見て、思わずなぜかニヤつきが止まらなくなる。

一時間も歩くと、ポケットの中も小学生男子になった。夜のうちに敷地の街灯に飛来したであろうノコギリクワガタ♂の死体。ちょっと潰れたコクワガタ♀の死体。分厚いガラスの欠片（たぶん自動車の割れたフロントグラス）。ビー玉大、ビー玉小には緑の見事なビードロ模様。思えば四十歳も越えた歳なのに、僕はビー玉の製造過程でどのようにしてこんな美しいビードロ模様をつけるのかを知らない。用途は不明だがきれいな立方体に作られた真っ黒なゴムの塊は、拾い上げるとズシッと思いがけない質量で、握っているだけで何か身体の中から力が漲ってくるような不思議な気分になった。

盛夏の早朝、こんな収穫物をブロック塀の上に並べる僕を、出勤してきた病院職員たちは奇異の目で見ていく。ふふふ、「大人め」、この楽しさ、この好奇心にあふれた視野、貴様らの健常な脳みそではわかるまいよ。

ビバ、選ばれし小学生脳！　なるほど妻よ、これが君の見ている世界なのか？　なるほど楽しい、けど……けどね。

これじゃとても日常生活が送れないよ！

ロボットと人間の差

唐突だが、ちょっと難しい話を書く。人や動物とロボット・人工知能の差とはなんだろうか？

実は人間とは、動物とは、視聴覚嗅覚をはじめとしてとてつもなく高度なセンサーの塊だが、そこで感知するほとんどの情報を「無視」することで、活動が可能になっているとされている。このことを僕はロボットや人工知能の世界で言う「フレーム問題」という言葉で学んだが、この聞きなれぬ言葉を極めて簡略化すれば、人は最も直接的で発達したセンサーである「目」に入る情報ですら、そのほとんどを無視していて、この無視の機能を再現しない限り「人工知能制御のロボットは歩くこともできなくなる」というものだ。

全然簡略化できている気がしないが、例えば自宅の仕事場でモニターに向かっている僕の背後に時計がある。さあ、振り向いて時間を確認しよう。実際に振り向いてみた。

このように「目的を設定」して振り向く際に、僕の目にはトレーニング用のエアロバイク、ベランダの窓、妻が祖母から譲り受けたトルソー、妻の漫画用本棚、僕の本棚、姿見、クローゼットにしまい忘れた服、床に猫毛の塊、そして時計がある。

午前一一時二六分だ。

振り向いて時間確認という設定目標を達成した僕だが、実はその間に膨大な情報の選別と取捨をしている。エアロバイクがある、けどこれって時間確認に関連あるかな？　ないよな。そういえばこの場所にエアロバイクがあるのは邪魔だから片付けたいと思ってたけど、今は仕事中だし今度にすっぺよ。トルソー汚いなあ、ネクタイ掛けとしてしか機能してないのに、これも場所取って邪魔だなあ。あんだ、妻の漫画用本棚に『デトロイト・メタル・シティ』が五巻まで並んでっけど、あれ全十巻じゃなかったべか。残り寝室にあんなら取りに行きてぇけど、仕事中だっちゅーの。本棚の上には友達が泊りに来て置いてった寝袋が四つもあるけど、きょう天気いいなあ。虫干しすんにゃ最高の日だえー。つっても風強ぇし飛んでったら面倒臭ぇなあ。
ていうかこれ全部、時間確認には関係ねーべよ俺。

突っ込みどころは脳内の千葉弁ではなく、僕の脳内では、目に入るこうした情報をすべて「目的とは関係ないこと」として無意識下で自動的にカットし、スムーズに目的の時間確認をやってのけたということだ。

ところが人工知能では、これができない。センサー＝知覚を増やしていけばいくほど、この「何が目的とは関係ない情報なのか」「目的と関係がない情報であることを全ての可能性を考えたうえで消去する」を選択処理するのに膨大な演算が必要となり、最終的にはみじんも動けずフリーズしてしまうのだ。

ならばいっそ目的とそれを遂行するためだけの行動＝「フレーム」を設定して、それ以外はセンシングしないシステムにすればいいが、それはもはや人工知能や自律的行動をするロボットではなく、単機能な産業用ロボットと変わらない。本当の意味で人工知能に人の代行をさせたければ、それこそ天文学的なフレームを用意しなければならず（それこそ一〇センチ先のものを取るのと一〇センチと〇・一ミリ先、一〇センチと〇・〇一ミリ先のものを取るには、すべて別のフレームが必要になる）、それこそ不可能な技術だ。

ものすごく端折った説明なので興味のある読者はぜひ一度調べてみていただきたいこの「フレーム問題」だが、僕はこの小学生脳になることで、このフレーム問題が人間の注意欠陥や認知の問題と非常に似通ったものではないかと思うに至った。

本来注意すべきところを注意できなかったり、目的を遂行するために無視すべき情報に注意が向いてしまえば、人は目的の遂行に大きな問題を来たす。だがその一方で、「小学生脳」な認知や注意力は非常に刺激にあふれていてファンタスティックですらあり、忘れていた世界観を取り戻すような体験でもある。認知面に問題を抱えた高齢者に特有な、あの「幼さ、あどけなさ」と言っても過言ではないような可愛らしさもまた、こうした脳のバランス不全が原因なのだろう。

この認知面についてのリハビリは、何が特効的であったとか劇的な改善というものはなかった。むしろ入院生活のすべて、病院のスタッフや見舞いに来てくれる友人との会話のすべてがリハビリの素材に思え、とにかく多くの刺激を受けるように試みた。

何しろ認知がユニークなのを楽しんだり「これもパーソナリティ」などとほざいていられるのは入院生活中だけで、日常生活に戻るには自動車運転免許の更新継続や執筆業務再開という差し迫った目標もあるから、あまりのんびりもしていられない。

そんな中、病後二ヶ月の八月時点では、「指定文字量に指定テーマ」でのコラム仕事が遂行できないという、ちょっと絶望的な体験もした。

そのコラムとは、週刊連載をしている漫画を単行本化する際に収録するための短文（七〇二文字×二本）で、テーマは在日日系ブラジル人労働者の子弟らの非行問題と、昨今いわゆる裏稼業を生業としている若者の中に「生まれた地域や親の職業」で心無い差別を受けた記憶のある者がいるというリポート。

まさに僕が常々発言している子どもの非行と貧困の相関性についての記事で、病前であれば二時間で余裕で書き終わったであろう内容だった。ところがこの仕事を僕は二日かけても完遂させることができなかったのだ。

実は短く意味の通った文章を書くというのもまた、「注意の分散のバランス」が大きく求められる作業。書きたい事、書かなければならないことに優先順位をつけ、書かなくてよいことは削除することで、この短い文字数にきれいに収める。これだけのことができず、あまりに情けなくてすすり泣きしそうになりながらパソコンに向かい続けた挙句、結局コラム二本分の文字量を一テーマで書いて「前編後編扱い」にしてもらうことを担当編集者に泣きついた。

その二ヶ月後には、同様の指定文字量指定テーマのコラム仕事を病前と同じペースで執筆できたので（思わず仕事部屋でガッツポーズ決めるほどに嬉しかった！）、これもまたリハビリ。こうして負荷をかけ続けることで障害が緩和（機能が回復）してゆく過程は、本当に筋肉（肉体）も脳細胞も大差はない。

「不自由なこと探し」は難しい

だがこうしたリハビリは肉体の麻痺に対するリハビリほどには「効率的に行えない」というのも、当事者としての実感だ。

第一にそれは、わかりづらい。病後の僕が自らに課した最大のテーマでもある「何が不自由になっているのかを探す」ことが難しいのだ。

認知面、注意欠陥については、病後、日々の暮らしの中で、思いがけないことができなくなっていて、しばし考えた挙句に、ようやくその原因が注意欠陥なのだと思い至るということが頻繁にあった。もう大丈夫だと思ってもより深く日常に戻っていく中で、後から後からやれなくなっていることが明らかになる。

例えば作業の優先順位をつけるのが苦手になっていることで、僕は両手に荷物を持つとパニックに陥るようになった。妻と買い物に行って、車から両手に買い物袋を持って出てくる。その状態で車のドアを閉めたり、玄関までの間のポストのふたを開けたり、玄関のカギを開けるという動作は、当然両手がふさがっているからやれるはずがない。だがここで「一度片手の荷物を置いてから作業する」という優先順位をつけることができないために、僕は立ちすくんでフリーズしてしまうのだ。

結論はどうするかというと、なぜか不自由な左手の指をごにょごにょ必死に動かして、荷物を地面に置く（落とす）。せめて右手の荷物を置こうよ俺……。

また、退院直後は皿洗いをしていても毎週一枚は皿を割っていたが、これが左手の技巧性が改善してもコンスタントに割り続けてしまうのには困った。初めのうちは、「左手の指紋がなくなってしまった」「左指にツルツルするテープが巻かれている」ような感じがして、純粋に取り落としが多かったり、逆に強く握りすぎて手の中の物が滑って飛んで行って割れるというケースが多かった。

ところがこの症状が改善されてからも、毎週毎週皿や茶碗が犠牲になっていく。この段に至って、ようやく皿割り現象の真の原因が「集中力の欠如」にあることに気づくのだった。実は割れ物などを丁寧に扱い、音を立てずに置くといった作業はそれなりの集中力を必要とする作業で、僕はその集中力を発揮させることができずに物を乱暴に置くようになってしまっていたのだ。

ちょっとでも余裕がなくなると物を投げるように置くその姿は、我ながら教育のなっていない飲食店店員というか小学生男子レベルだが、当事者的にはうまく自分の行動や作業を制御できずに非常に辛い不自由感を感じ、常にイラついている状態である。

こうした日常の不自由においては、やはり作業がうまくやれないこと以上に、「やれないことを他者に分かってもらえない」という経験が、何より辛かった。

手足がまるで動きませんといった障害は、非常にわかりやすく可視化された障害で（それでも細かい障害探しにはリハビリの療法士さんの力が重要）、リハビリのための負荷のかけどころもまたわかりやすい。

だが認知の問題や注意欠陥といった高次脳機能障害は、本人にとっても周囲にとっても、「できなくなっている」ことそのものに気づきづらく、その理由が分かりづらく、それだけに何が有効なリハビリになる負荷なのかも、また分かりづらいのだ。

言語化や文字を書くことを仕事としていて、自身の障害探しを自分に課している僕ですらこうなのだから、そうでない高次脳機能障害者の多くはこの不自由感やつらさを言葉にすることもできず自分の中に封じ込めてただただ我慢しているのかもしれない。それは高次脳と症状の出かたが酷似している発達障害や精神疾患などの患者も同様だろう。だとすれば、世の中にはいったいどれほどの数の、「言葉も出ずに苦しんでいる」人々がいるのだろう。

不自由なのに、やりたくてもやれないのに、分かってもらえない。それを言葉にすることもできないとき、まず当事者の中に湧き出す感情は苛立ちだ。それで周囲の人に八つ当たりでもしてしまえば、次はそんな自分に対する自己嫌悪が後味悪く残る。

一方で、これまで僕が取材をしてきた中で、ここで冷静になってなんとか自分がなぜやれないのかを説明できていた者は、ほぼ皆無だったように思う。どちらかといえばやれないことを説明することをもう諦めて自分を閉ざし、人とのコミュニケーションを最小限にする。または苛立ちをそのまま暴力に繋げたり、ヒステリックに自己主張をすることに逃げてしまう。いずれも本人らの苦しみ的にはエコ・緩和方向なのだろうが、これでは社会の中で孤立してしまうのは必定だ。

僕の場合は、職業柄自分の状況を判断し、拙いながらもなんとかそれを言語化することはできたが、次に困ったのはその言語を声として、会話として「発話」するのが困難だったということだ。この「話しづらい」という障害は、その後非常に長く尾を引くこととなった。

第6章　感情が暴走して止まらない

構音障害

なぜ僕は話せなくなってしまったのか？　あらゆる後遺症の中で、この障害がもっとも原因追及に苦しんだものだった。

第一に、入院直後に僕の中に残っていた「話せない」「呂律が回らない」の原因は、脳梗塞によって、口や舌、喉の筋肉に、左手同様の麻痺が発生したこと。いわば口から喉全体に歯科医療で使う麻酔をかけられたような状態で、こうした障害は総じて「構音障害」と呼ばれる。

僕の場合は、唇や舌だけではなく咽喉や鼻腔にも麻痺があったために、音の高低や発声のテンポも調整できなくなり、流ちょうに話すことが出来なくなってしまった。

これは「話せない」のに等しい。人の言葉とは、微妙な強弱や高低、イントネーションをもって、正しく意味が伝わるものだ。

例えば、「行こうよ」という言葉。全てを同じ音の高さで発声すれば、機械的な発声になるが、「こ」の音を高く出し、「うよ」を徐々に低くするように発声することで、自然な発声に感じられるようになる。「こ」に加えて「よ」を高くし、語尾を少し伸ばして「よぉ」とすれば、早く行こうとせがんでいるような意味が追加される。頭の「い」が高めならそれは関西エリアの言葉となる。

だが病後の僕はこの音の高低がつけられなくなり、高い音を出そうとすると、声がかすれてしまう。無理に出そうとすれば、なぜか顔が上を向いて鼻の穴が開き、鼻の付け根にはしわが寄る。

退院後の継続リハビリを担当してくれたベテランのSTのT先生が一発で見抜いたところによると、その主因は、呼気が「鼻孔に抜けてしまう」こと。人は発声の際に、気管から出る呼気の適量を鼻孔に逃がすことで、強弱や高低をつけている。全く逃がさなければそれは鼻をつまんだ状態の鼻声になる。

わかりやすく例えるならこれはリコーダーの穴だ。コントロールすべき穴が一つ制御を外れれば、狙った強さと高さの音は出なくなってしまう。

加えて当初は呼気そのものの量が足りなくなってしまっていたので、小声で抑揚がない、「囁くロボット」のような状態になってしまった。

もちろん音の高低が作れないということは、歌を歌うこともできないということ。病院の敷地内を妻と歩きながら、「赤とんぼ」を歌おうとすると、こうなった。

まず夕焼けの「ゆうやーけ」で挫折。呼気の量が足りないために「け」まで一気に発声できず、「や」の前に息継ぎしないといけない。音程も微妙に狂っている。

深呼吸して、「ゆう（息継ぎ）やーけ（息継ぎ）」まで歌えても「こやけぇの」は絶対に無理。一発で正しい音程を出すためには、通常の五倍ぐらい歌のテンポを遅くするか、鼻孔に空気が逃げないように鼻をつまんでしまわなければならない。

さらに頑張って「あかとーんぼー」まで歌うと、なぜかブワッと涙腺が開いて涙があふれだしてしまう。

なんじゃこれは。

涙腺崩壊の理由はわからないが、そもそもこれは発声に必要な筋肉の麻痺であり、手指の麻痺と同じで、反復練習でリハビリしていけば容易に改善するはずだ。僕も発症から三ヶ月、夏が終わるぐらいまでは、そのように思っていた。

が、それは大きな誤算だった。

結果から言うと、僕の中の「話しづらさ」は、口周りの麻痺が改善しても、それどころか病後半年以上を経て、こうして闘病記の仕上げを書いている発症七ヶ月半の今も残り続ける、最も苦しい後遺症となった。

僕の中には、「見えづらい障害」と言われる高次脳機能障害の中でも殊更に見えづらい、一つの大きな障害が残ってしまっていたのだ。

目の前にデギン登場

大きく時間を遡る。

事件が起きたのは、緊急入院して二週間ほど経った梅雨空の日のことだった。用を足しに病室を離れた僕は、再びベッドに戻ると、右側に人の気配を感じてギョッとした。いや落ち着け俺、排便紳士のようなテレポーテーションの使い手がまた出現したわけではないぞ。相変わらずの半側空間無視で、病室に入ってからベッドに座るまでは自分の左視野にいたその人物の存在に気づかなかっただけだ。

また新人さんであろう。僕が入院した急性期病棟は、その名の通り脳疾患を発症した直後の患者を受け入れているために、入院するもすぐに亡くなってしまう人がいたり、予後に問題なしということで「回復期病院」に転院する人がいたりで、結構人の出入りが激しかった。

さて今度はどんな新人だろう。脳梗塞かくも膜下出血か。そう思って右を見ると、そこに見慣れた人物がいて、思わず二度見した。いや、二度見したかったが、右側に注目するものがあると視線の解除が出来ずに凝視し続けてしまう「メンチ病」という面倒な障害の残っていた僕だから、露骨にじろじろ見続けた。

名前が思い出せないが、この老人は僕の知っている人だ。そう、あの人は、間違いなく初代ガンダム三部作で宇宙移民による独立戦争を率いたあの人、作中最恐の悪人顔……だが名前が出て来ない‼

数刻後、この日も見舞いにきてくれた妻と病棟内を散歩しつつ「あの人、なんて名前だったっけ?」と尋ねると、妻もひと思案。そして振り返りざまに、こう言った。

「グレート・デギン!」

そうだ！　あの目の隈、顔色の悪さ、ガラの悪い眼鏡、垂れ下がった頬の肉、まさしくジオン公国公王、デギン・ソド・ザビ様そのものではないか。妻も爆笑しているところを見ると、このご老人がデギン公に見えるのは何も僕の障害のせいではないらしい。

ところで、まずいスイッチが入ってしまった。脳梗塞後の僕に残った障害の中には、手指の麻痺や認知面の障害のほかに、「感情失禁」というものがあった。

実は脳の中には感情の抑制をする部位がある。感情失禁とは、この部位にダメージを受けることで、喜怒哀楽あらゆる感情が激しく発露してしまうことを言うらしい。失禁とはよく言ったもので、それはまさに「禁ずる」＝抑制・制限する機能を「失する」といった状態。

具体的に言えば、このデギン公の前での僕は、相当にヤバい人になってしまっていた。「メンチ病」著しい僕は、自分の右半側におわすデギン公に一度注目してしまうと、じ～っと凝視しながら目を離すことが出来ない。かつ感情失禁によって、心中にわき上がる面白さの感情を抑えることもできず、異様に引きつった表情でニヤニヤとし続けてしまう。駄目押しにこの時点ではまだ左顔面の広範囲に麻痺があり、口角からたまによだれが垂れていた。

つまり、その時の僕の姿をストレートに言えば、こうである。

「右横のオッサンを、よだれ垂らしながらニヤニヤしてジト見する人」

これはいかん。

笑いが止まらなくなる

脳内で、デギン公の名言「だからこそ戦争回避の努力をせねばならぬものを……」がグルグルと巡りだすと、いよいよ面白さは抑え切れなくなる。

ここは病棟三階なのに、なぜか看護師に必死に「ここは二階だ」と力説するデギン公。薬を飲み忘れたことを看護師さんに謝るデギン公。見舞客には自宅の家庭菜園の草取りが心配だと言うが、その家庭菜園は五百平米あるらしい。デギン公よ、それは家庭菜園じゃなくて農園ですよ！　さすが公国の主デギン！

そんな観察をしながら、僕は眉間にしわを寄せ、鼻の付け根にもしわを寄せ、くしゃみを我慢するような顔になりながら、しかもよだれが垂れないようにすすり上げながら、かといってデギン公から目を離すこともできずに、僕は顔面崩壊の発作に悶え続けた。

それはまさに、通勤ラッシュで満員の電車内で、読んでいる漫画が笑いのツボにハマ

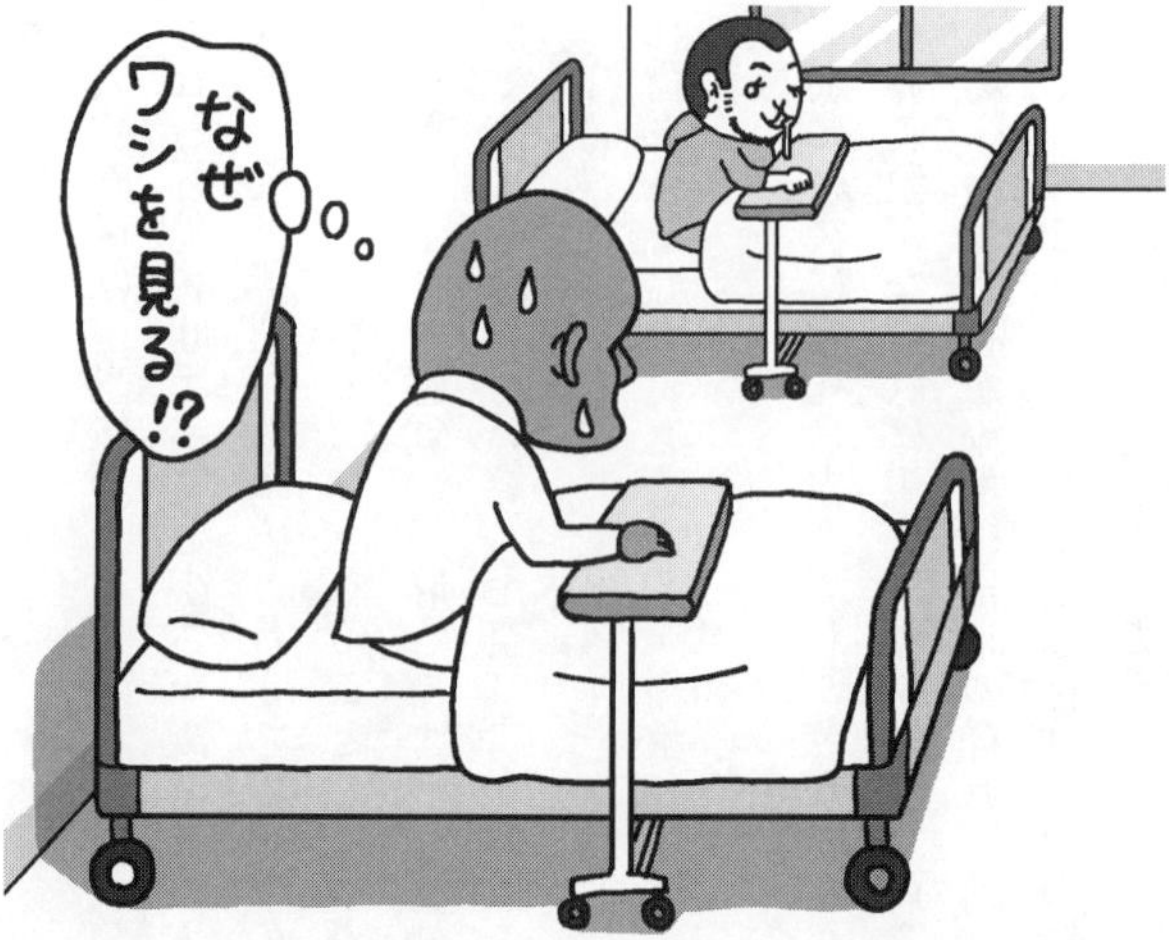

ってしまった、あの状態を強化したものだ。笑いたいけど、ここで笑ったら変な人。けど耐えられない。きっと誰にもこんな経験はあろう。

ちょっとしたことが面白さや嬉しさのツボにハマってしまい、毎度毎度その感情が猛烈な勢いで顔面や身体に現れるのと闘う。人によってはこの感情失禁、暴言や暴力といったマイナス側に爆発することもあるわけだが、僕の場合は元の性格がジェントルで穏やかで平和主義だったせいもあって、そうした暴発はなかった。

と言ったら、妻から猛反撃が来た。「あったでしょう！」と。確かにあった。マイナスの感情面の暴発は、入院直後に「拘禁反応」

として現れた。

入院直後は、当然のことながら絶対安静。常に血栓の再発を防ぐ点滴につながれ、許されれる行動範囲は病室と小さな談話スペースやトイレの往復のみという中で、深夜のベッドで僕は猛烈な閉塞感と苛立ちの感情の発作に襲われることになった。

おそらく突然カットされることとなった（当然だが）タバコの禁断症状もあったのだろうが、全身の感覚が鈍麻したような認知のズレや猛烈な睡魔に加えて、病棟内の生暖かくそよぎもしない淀んだ空気に、僕は「この世界に生きている」というリアルでソリッドな感覚を、瞬く間に喪失してしまった。夜中に目が覚めると、「全身が羊水に包まれたような温かい無感覚・無刺激」に、突然何か鋭いもので身体に傷を刻み付けたくなる。

別に唐突に希死念慮が現れたとかではなく、単にあまりに無刺激な拘禁状態のなかで、強い刺激がなければ現実世界に生きているという感覚が維持できないと感じたのだ。無人島への漂流者が流木に日時の経過を刻むように、身体に今僕が生きていて時間が経過していることを傷として刻み付け、その鋭い痛みをもって現実感を取り戻したい。そうでもしなければ発狂してしまう!!

そんな抑えきれない激しい感情だった。

思い返せば僕は子ども時代から極端に「行動範囲を制限される」ことが苦手で、立ち入り禁止と立札あれば必ず漏れなく侵入し、小路があればどこにつながるのか行けるだけ行き、高い場所があればよじ登り、地元小学校の保護者会で同級生の親から「大介君と一緒に遊ぶのは危険」（とんでもないところまで連れていかれるから）と発言されてしまった過去がある。そんな特性が、入院という閉塞感の中でこれまでになく強く出てしまったのだった。

結局、「無人島の流木的自傷行為」にまでは及ばなかったものの、この閉塞感には耐えられなかった僕は、点滴が外された日の夜中に外来病棟まで徘徊し、呂律の回らない口で妻に「自由がない」と駄々っ子のような電話をしているところを看護師に逮捕された。

翌日には妻に「患者のQOLを無視して病院内の事故を防ぐことを優先するひでー病院だ」などとディスりまくった僕だが（安全確保の優先は当たり前です）、看護師さんに「病棟フロアを勝手に出ると警報が鳴る」センサー付きのお守りを首から下げられる羽目になったのは、仕方がないことであった。

これもまた、感情失禁の結果だったのだろう。幸いなことに（僕がもともと紳士なので）、こうした負の感情の発作よりも強く出たのは「笑い」「嬉しい」「おかしい」の感情の暴発だったが、大変困ったことにこの感情失禁は結果として、僕の中に「話しづらさ」という副次的な障害を引き起こした。

中二病女子的症状

そもそも発声に必要な筋肉の麻痺から起こる「構音障害」については、手指の麻痺と同様に比較的短期間で改善した。言語聴覚療法士の指導下でのリハビリは、入院直後の絶対安静状態を経て一週間ほどで開始され、まずは口を大きく開け閉めしたり、舌で口の周りを丸く舐めるペコちゃん運動（勝手に名付けた）。さらに「あめんぼあかいなあいうえお」と、演劇部のような発声練習や課題（話題）を設定された上での自由発話等々。初めこそ殆ど囁き声しか出ず、なかなか意味を成す音声を出せなかったが、数週間ほどで「呂律面において」の障害は軽減された。

だが、ある程度発声が出来るようになっても、なぜか僕自身の中の「話しづらい」という不自由感は、一向に改善しない。さて困った。

発声できない音というのはなくなったのだが、前述した音の高低がつけられないという障害はなかなか改善しない。言葉の調子も語彙の選択もペースもトーンの高低も、何もかもが病前とは違ってしまったように感じるし、ある程度音の高低を出せるようになったのちにも、言葉に微妙な感情やニュアンスを込めることが難しい。

非常に平坦で無感情な言葉しか話せていない気がするし、なにより会話の第一声が狙った声量とトーンで出ていない気がして、言い直したりどもったりしてしまう。選んだ言葉が不適切な気がして、どもることもある。少し強く感情を込めて話そうなどとすれば、声の出だしは震えて、身長二メートルの不良高校生数名に取り囲まれた小柄な男子中学生のようなプルプル声になってしまう。

しかしここで諦めては記者稼業の名折れ、発病直後から自らに課したテーマは、「当事者認識を言語化する」。それは、つまり僕が僕自身に取材をし、答えるということだ。鈴木大介さん、何で今キミは話しづらいのですか？　良く考えてみて、他の人にもわかるような言葉で教えていただけますか？

うーむ。

セルフ取材に必死に考えて答えた結果、僕の中で、また奇妙な新語が出来た。構音障害改善後も僕を苦しめるこの話しづらさの症状は、

「感情失禁から来る、中二病女子的言語亢進症候群に対する過剰抑制症状」

である。やっぱりどう考えても「他の人にも分かる言葉」ではないのでさらに翻訳すると、こうだ。

まず感情失禁だが、発症直後の僕はデギン公事件の例を見るまでもなく、拘禁反応と病棟内徘徊事件を見るまでもなく、様々な感情の起伏が非常に激しくなっていた。

例えばリハビリ室の入り口を通る前に、僕は常に必死に感情を抑えなければならなかった。不自由な入院病棟生活の中で、リハビリはまさに解放そのもの。そのあまりの嬉しさに僕の顔面はニヤつきで崩壊し、大声で「リハビリ最高おおおおお！」と叫んで走り回りたいような、そんな感情の発作が起きてしまうのだ。実際には走り回らず、僕はただただリハビリ室の入り口に立ちすくんで顔面が落ち着くのを待つ。

情動すべてが強くなっていた。病棟から出て外の空気を吸う、ドリップしたてのコーヒーを飲む、半年前に生まれたばかりの友人の愛娘のふわふわの髪の毛に頬を寄せる、

くすぐったそうにむずかる小さな声を聞く、そのいずれの時も、僕は首の後ろの毛が逆立ち、腕に鳥肌が立つのを感じた。

それは感激。「大好きなアーティストのライブに行って、一曲目に一番好きな曲が流れた感動に立ちすくむ中学生」のような、暴力的な感激の発作だ。

ぞわぞわと背筋まで電撃が走り、目頭に溢れてくる涙の発作。

MRIの中で「音楽で泣ける感受性を失っていたらどうしよう」などと考えたのは何だったのか？　そんな心配は杞憂も杞憂で、僕は病前より遥かに多感で情緒的な人間になってしまっていた。病院の敷地内をFMラジオを聞きながら歩いていて、レディー・ガガの「Born This Way」が流れた瞬間にボロボロと夏のアスファルトに涙の染みをつけるほどにである。

そして、この感情の起伏こそが、僕の話しづらさの原因だった。

巨大な感情のパワー

前述したように、僕が脳梗塞を起こした脳の部分には、「感情を抑制する機能」があり、その部位を損傷することで、僕は感情失禁という障害が残った。だが、なぜこれが話しづらさに結びつくのか。実は僕の喋りづらさの障害は、二段構えなのだ。

まず単に感情の抑制がきかないことに加え、感情そのもののパワーもとてつもなく大きくなっていることを、僕は自身で自覚している。その上で僕は、必死にその感情が暴走しないように抑制している状態なのだ。

では、抑制しなければどうなるのか。ここでようやく出て来るのが、僕の造った新語「中二病女子的言語亢進症候群」だ。思春期に至る時期の少女の中によく見られるソーシャルスキル不全のひとつとして、会話の相手を無視して自分の言いたいことだけを最後まで早口で言い切ってしまうというものがある。

会話している相手の言葉尻を遮ってぶち切って、息継ぎもせずに一気に言いたいことを言い切ってしまう。これは何も思春期の少女に限らず、中高年女性や、アキバ系男子などにも散見されるタイプだが、言わば「横糸に相手への否定」、「縦糸に自分の自慢」で会話の織り物を織り上げていくようなイメージで、当然コミュニケーションの手法としてはアウトだ。「あいつ、結局自分のことばっかじゃん？　ウザ！」とばかりに周囲から排除される対象となる。

かと思いきや、そのようなコミュニケーションを取る者同士でお互い言葉の刃物で相手を切り刻みつつ「あたしら親友じゃん」とかやってる集団もあったりするので理解に苦しむが、これは言語を司る左脳が感情を司る右脳よりも亢進、アンバランスに発達した結果なのだろう。言うなれば感情失禁ではなく「発話失禁」だ。

そして、これこそが、僕の恐れているものだった。感情抑制を司る脳の部分を損傷して、様々な感情の抑揚が激しくなってしまっている僕は、自分の発話を必死に抑制しないと、まさにこの「中二病女子的言語亢進症候群」に陥って、噴出する感情のままに呼吸困難になるまで言葉を発し続けてしまいそうなのだ。でなければ言葉ではなく、叫んだり走り出したりしてしまいそうなのだ。

プラスの感情ならまだしも、苛立ちや怒りといった感情もそこそこ強く出るために、こうした際の僕の言葉は常に震えがちになる。それは例えば、感情が高ぶって泣く寸前で、大きな声を出そうものならそのまま号泣してしまいそうな状態に耐えているときの言葉の震え。またはあまりに大きな怒りを必死に抑えて冷静に話そうとしているときの震え（声だけでなく身体も）に酷似している。

いずれにせよ、何も抑制せず自分の情動のままに話せば、とんでもないことになってしまいそうな状態だ。

この感情と言語の暴走を予感して、僕は自らの言葉を過剰に抑制している。よって、言葉がストレートに出ず、必要以上にソフトで小さな声を、ゆっくりとしか発声できない。

前述で半側空間無視の状況を自動車に例えたが、この抑制状態にある僕は、「自分のいつも乗っている車を勝手に改造されてしまったドライバー」だ。

普段乗り心地が良かったその車は、知らぬ間にエンジンのパワー（感情）がチューンナップされ、馬力が出ているのにブレーキ（感情の抑制）が不調という状態にある。この状況で、ドライバーができる運転といえば、ちょっと踏むとドンとパワーが出てしまうアクセル（発話）に怯えつつ、丁寧に丁寧に抑制してアクセルを踏むことだろう。何しろブレーキが壊れているから、踏んだ車はどこまでどんな勢いでどこに向かって走っていくか分からないのだ。以前から乗りなれた自分の身体という車だけに、この不自由感と違和感は極めて不快だ。

しかもダメ押しにこの車は、まだ多少燃調も狂って——口の麻痺による機能的な構音障害も残って——いて、不用意な操作をするとエンジンが息ついて急加速したり急減速しかねない。つまり、丁寧に話さないと言葉を噛んだり変な高さ、変な強さで言葉が出

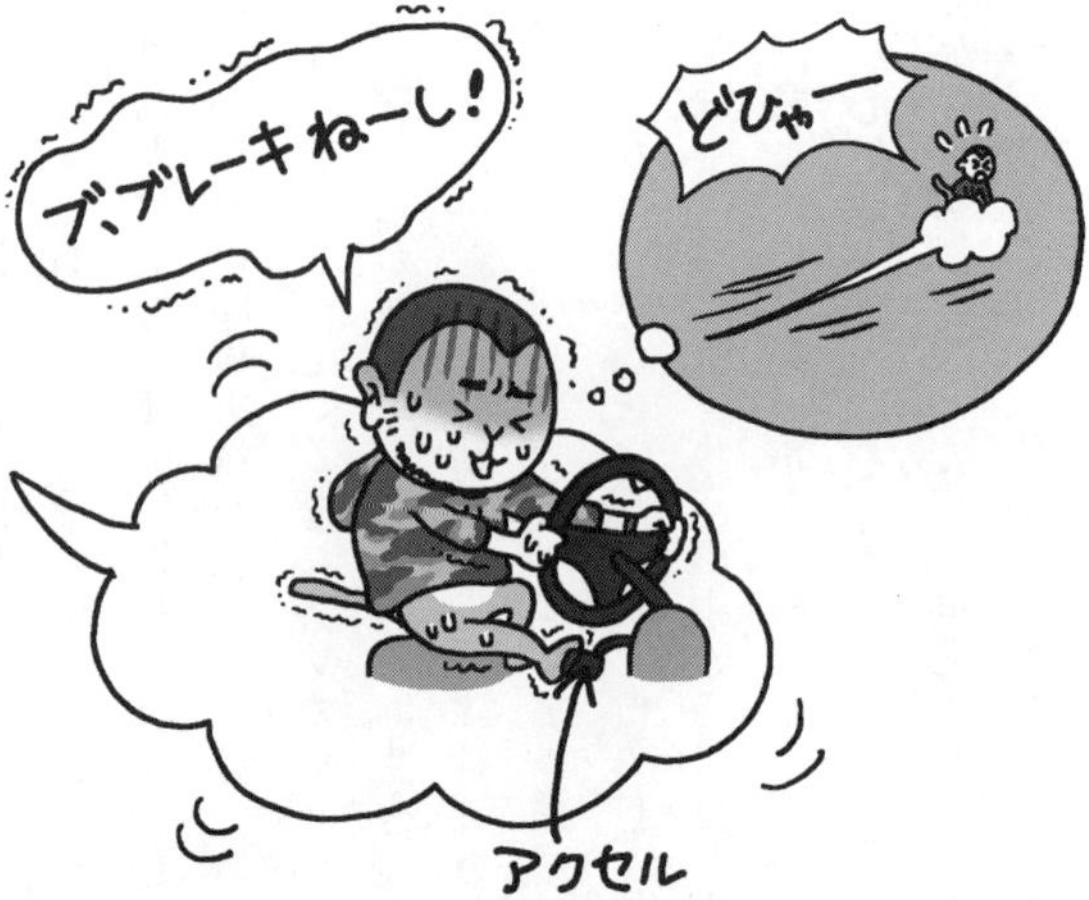

るものだから、一層アクセルワークの難易度が高い。

苦心してようやく発進（発話）し、低速度を保って徐行運転。結果として僕の喉が出す音声は、めちゃめちゃ緊張したりビビっているときのような震え声、もしくは感情が激して泣く寸前のプルプル声、または怒り心頭で一歩間違えれば暴力をふるいかねない状態で必死に怒鳴るのを制御しながら出すかすれ声のような、不自然極まりない発声なのだ。

なんという不便さだろうか。

僕はこうなってしまったことで、期せずしてあの「中二病女子的言語亢進症候群」の当事者認識も得たことになる。僕の場合は暴走する感情に任せた会話はルール違反だと感じて抑制しているわけだが、なるほど彼女たち、好きであんなに言葉のナイフをめったやたらに振るっているわけじゃなくて、感情が乗ると言葉を自律的に抑制できなくなるのかもしれない。それで集団から浮いたり、他者から悪い印象を持たれるのが分かっていてもやめられないとしたら、それはそれで、とても孤独で苦しい経験に違いない。

実際、これまで取材してきた「生きづらさ」を抱えた少女たちのなかでも、特化してこうした「言葉と感情の暴走」に翻弄されている子たちがいたのは、オタクだったり腐女子、またはバンギャ（ビジュアル系バンドのファン）的な、少々マニアックでマイノリティなコミュニティだった。例外無く彼女らは小中高のスクールカーストの中では浮き気味で、特に同性集団の中からははじかれてイジメのターゲットになりがちに見えた。同じように甲高い声と異様な早口で自分のことだけを一方的に話す友達同士で、決して居心地がよくなさそうな集団を形成していた。きっと彼女たちは（彼らは）、高次脳で感情の抑制を失った僕と同じぐらいのアンバランスさで、左脳の言語野が過剰発達したか、感情の抑制部位が発達不全な子たちなのだと思う。

というわけで、中二病女子の当事者認識ゲット。だが、これもまた取材記者としては僥倖か、などと余裕を持って冗長に自己分析していられたのは、入院生活を続けている間のことにすぎなかった。

本当の地獄は、退院後に待っていたのだ。

第7章　本当の地獄は退院後にあった

見た目は健常者でも

脳梗塞に対する医療の基本方針は、加療や検査で再発リスクが低いと判断できた段階で回復期病院・病棟へと転院し、日常生活や仕事にいち早く戻れるようにリハビリに集中するというものだ。前述したように脳梗塞による後遺症は発症からおよそ六ヶ月で症状が固定（リハビリしても回復が期待できない）すると言われ、リハビリ医療に健康保険が適用されるのもこの六ヶ月まで。この間に病前のパフォーマンスに最大限近づけるべく、リハビリの療法士の先生達が全力でサポートしてくれる。

幸いにも下肢に麻痺がなく最初から自立歩行が出来た僕の退院は意外に早く、入院からほんの五十日ほどで僕は自宅に戻り、通院しつつリハビリを継続することとなった。

当然のことながら、日常生活に復帰するためのリハビリは日常生活の中でやっていくことが何よりだし、転院した回復期病院には、自立歩行ができなかったり認知能力に大きな障害を残してしまったりと、この日常生活に戻ることができない患者さんたちがひしめいていた。そんな中で、毎朝五時過ぎには起床してノートPCに向かい、病棟が開錠されると同時に敷地の中をぐるぐるウォーキングし始める僕は、見た目には健常者そのもので、明らかに浮いていて居心地が悪かったし、本当に必要な方々にベッドを譲らなければという気持ちもあった。

けれど、僕が今回の脳梗塞で最も苦しんだのは、退院をして自宅に戻ってからだ。

第一に、相変わらずこの世に生きているという現実感がない。顔の皮膚感覚の麻痺などは解消傾向にあったが、なにしろ刺激の少ない病院に引きこもって一ヶ月以上、血圧を上げぬようにゆっくり動き身体にも心にも負荷をかけずにやってきたものだから、いざ外の世界に戻っても、依然として「生温かい羊水の中に閉じ込められた」ような、雲の上を歩いているような、ソリッドな現実感を喪失した状態が続いた。

この非現実感については、僕は刺激に満ちた自宅に戻りさえすれば解消すると考えていたのだが、実際には退院後二ヶ月以上症状が継続する事になった。

だが、最も僕を苛んだのは、心の中が常に表現の出来ない感情で一杯一杯になって、はち切れそうになってしまうという、これまた他者にむけて表現のしようがない苦しみだった。

妻の運転する車の助手席に乗っていても、喉元まで何かの気持ちがこみ上げてきて、叫びたいような、暴れ出したいような、猛烈な焦燥や不安が襲ってくる。

夜になってベッドに入って寝ようにも、何かに追われて焦っているときのような感情で胸が一杯になり、呼吸は浅く速くなり、じっとしていると、いっそ死んでしまったほうが楽なのではと思うほどに、心が辛く痛く、居ても立ってもいられない。闇雲に動いてみても、身体中をかきむしってみても、その苦しみからは逃れられない。

人間の心は具体的に見て触れる器官ではないが、そこにこれほどまでに痛みを感じる痛覚があることを、僕は改めて認識した。

これは塗炭だ。

しかも、ただ「心がざわめく」というだけで、その原因が不明となると、これはまさに今まで僕が取材し続けてきた「社会的に生きづらい人」、メンタルを病んだ人たちの訴える不定愁訴ではないか。

布団の中で、床の上で、輾転反側《てんてんはんそく》しながら、僕は彼ら彼女らの生きづらさを理解したフリになっていた自分に、呪詛を吐いた。これもまた当事者感覚を得たりということなのかもしれないが、これほど苦しいものだとは思わなかった。

僕は、肉体的な苦痛以外に、死んでこの苦しみから逃れられるのならいっそ死んでしまいたいというほどの苦しみがあることを、知らなかったのだ。心がバランスを崩すというのがこんなにも辛いことだなんて、僕は本当に解ったフリをしていただけだったのだ。

この苦しさの正体は、激しい感情失禁、感情の暴発発作だった。刺激のない入院生活の中だったからこそ自己分析などしている余裕があったのであり、「感情失禁を抑制しようとする状態が話しづらさを生むのだ」などと解ったようなことを言っていた僕だが、僕は自分自身が内包する感情がどれほど激しいパワーを持ったものなのかを、まるで侮っていたのだ。

退院してしばらくはこの理由も分からぬ苦しさに七転八倒し続けた僕だが、その限界が訪れたのは、妻の母の前でのことだった。どこまでも楽天的で明るく面倒見が良すぎて半ばウザいほどのこの愛すべき義母は、僕の入院中にも頻繁に都心の職場から片道一時間以上をかけてお見舞いに来てくれ、妻のことも僕のことも支えてくれた。

大きすぎる感情は言語化できない

その日も義母は千葉の山中にある交通の便とは無縁の我が家までやってきてくれて、台所や脱衣所の収納が合理的でないと言っては棚の買出しなどに奔走していた。そんな義母のバイタリティに振り回されながら、僕は心の中にはち切れそうになる感情に翻弄され、もはや会話は出来なくなっていた。一言でも声を出せば、出した瞬間に何かの感情が暴発してしまう。大きく息をしても何かが弾けてしまいそうだ。話せない。声も出せない。

だが、もう限界だ。感情が窒息しそうだ。

台所のシンクに向かって騒々しく何かの作業をしている義母に向かって、言った。

「お義母さん、話したいんだけど、ちょっとこっち向かないって約束して」

そう宣言してから僕はハンドタオルで顔を覆い、感情失禁の抑制をやめ、解放させたのだった。

「俺は千夏（妻）と出会って家族になれて本当に良かったと思ってるけど、それ以上になにより、お義母さんの娘と結婚して、家族になれてよかったと思う。本当に本当に、いつもありがとう」

義母は約束通り振り向くことなく「あら、ありがと」と洗い物を続けていたが、その語尾も少し震えていた。

この日から僕の中ではち切れそうになっていた感情の暴発は、震える声と滂沱の涙となって表れた。一度あふれ出した感情は、なぜか僕を苦しめ続けた理由の分からない不安や焦燥感ではなく、けれど暴力的なほどに強い、ありがたい、嬉しい、あなたたちが大好きという気持ちだった。

それは、僕の中のあらゆる抑制から解き放たれて荒れ狂った。プラスの感情の暴発だとしても、それは、決して楽な経験ではなかった。なぜなら吐き出した感情は、すぐにまた僕の中に一杯一杯になるまで噴出してパンパンになるのだ。

それからの数日で、僕はおそらく一生分の涙を流したに違いない。

常に傍らで支え続けてくれる妻や義母、そして入院生活中に何度も見舞いに来てくれた担当編集さんたちや、バイクのレースつながりの友人や、地元のご近所さんや友人たち、そして僕自身の父母や姉に姪。僕は彼らにこんなにも良くしてもらえるほどに、何かを与えただろうか？

そんなことはないように思えてならない。与えたとしても、それは僕自身のための自己満足的な行為でしかなく、僕はその人が求めていることのためだけに動いたことがあったようには思えないのだ。

にもかかわらず、周囲の人々が僕を見返りのない無償の愛で支えてくれるのは、いったいどうしたことなのだろう。ただただ有り難い。

大きすぎる感情は言語化できないということを、僕は初めて知った。

退院当日に自宅に来てくれたバイクレースのF先輩。レストアして納車したばかりのフルチューンのZ30（古いフェアレディZ）の助手席に、入院生活の閉塞感でがちがちになっていた僕を乗せて、近所をドライブしてくれた。凄まじいエンジンパワーにタイヤもフレームも負けて真っ直ぐ進ませるのが奇跡的というF先輩のフェアレディ、車内の足下から漂って来る焦げたタイヤの臭いに、「まだ生きている！」「ていうか殺さないで‼」という実感を貰った。後日も僕が巻き込まれたトラブルに先読みして対応し、

「何も心配ない。全部任せろ」と言ってくれたその言葉に、僕は嗚咽で返す事しかできず、妻に電話をチェンジして感謝の気持ちを代弁してもらう事になった。

退院数日後には、買い物から我が家に戻ると、同じくバイクレースつながりの友人であるＦ川夫妻とチーム代表のＯ埼夫妻が、何事もなかったかのように無施錠の庭から我が家に入り込み、リビングでゴロゴロとだらけていた。勝手知ったる俺の家。裏庭にあるスモーカーを勝手に使ってベーコン作りをするＦ川君の姿を見て、どれほど嬉しかった事か。Ｆ川夫妻は僕の入院翌日から病院に駆けつけて、強い支えになってくれ、病棟で僕に生命力を補充してくれた例の乳児の両親である。

結局夫妻に対する感謝の気持ちはやはりあまりに大きくて言葉にはならず、病後半年以上経った二〇一五年の大晦日、地元の蕎麦屋で蕎麦を食って解散後の駐車場で、ようやくようやく気持ちを告げる事ができた。とはいえやはりそれは言葉にはならず、僕は号泣しながらＦ川君に抱きついて鼻水を服に擦り付けるしかできなかった。

まさかの腐女子絶叫的展開に大興奮のＦ川夫人がツイッターに「いきなり泣くから写真撮るの間に合わなかった！」と悔やむほどの早業であった。

チーム代表Ｏ埼夫妻には結局このあふれる感謝の気持ちを伝えられていないが、いずれレースに復帰してリザルトで返すしかないと思っている。

入院中や退院後も見舞いに来てくれた古い付き合いの担当編集者たち、特に発症後一ヶ月少々で漫画連載の原作仕事に復帰させてくれた担当のS根氏。その誰も彼もに対して、僕はそんなにも良くしてもらうほどの事をしてきたとは思えないのだ。

ただただ、ありがたい。あふれ出るその気持ちが、あらゆるタイミングで嗚咽の発作となって、僕は涙を流し続けた。

泣きたいだけ泣くと

もちろん対人関係のみならず、創作物や音楽に対する感動もまた発作的で予測不能だ。例えばスタジオジブリの『魔女の宅急便』ならば、オープニングから五分十一秒、主人公キキの旅立ち前夜の「わたしの小さな魔女を見せておくれ」（キキ父の台詞）でボロ泣き。黒澤明監督晩年の超駄作と批判の多い『八月の狂詩曲《ラプソディー》』ですら滂沱の涙となると、妻も義母もむしろ何を言えば僕が泣くのかを待ちかまえ、エンタテインメントとして楽しんでいる節すらある（酷い……）。

だがこの頃、僕の嗄声障害の原因が「呼気が鼻孔に抜けること」と見抜いたベテラン

STのT先生が、素晴らしい見解を示してくれた。意訳するとこうだ。

——怒りや焦りなどのマイナスの感情でないならば、大いに感情を失禁させればいい。泣きたいだけ泣くのもリハビリ。その感情失禁は、損傷した脳の感情抑制部位を刺激することで、脳の自己修復を自然にはかってくれる、感動的な機能だ——

確かに脳には痛覚などの神経はないが、こうして嗚咽によって感情を爆発させると、損傷した右脳に新たに血が巡っているような気がしなくもない。感情を大きく発露させることは同時に、その抑制部位にも大きな負荷がかかるわけで、いわばこれは常に適切なパワーで感情を出すようにするための、「感情の筋トレ」だ。

この先生の見解に助力を得てからは、一層号泣の発作に身を任せて日々泣きまくることとなった。親しい友人にはこの状況を予め告げ（時には文書にて）、感謝の気持ちを伝えられていない相手にはまず挨拶と同時にありがとうとひと泣き。

不思議なことに、一度嗚咽の発作を起こしてしまえば、比較的その後の会話はスムーズに行えた。

そしてこうして泣きまくった結果、ある日唐突に、それこそさっきまで泣いていた幼児がいきなりけろっと泣き止むように、何のきっかけもなく僕の涙の発作は止まったのだった。それは退院から二十日ほど経った八月のお盆の真っ最中だったが、夜になってふと気づいてみれば、「今日一日、一度も泣いてないじゃないか」。

子どもが発作的な号泣をしたあとに寝入ってしまう理由は、それだけ強く感情をあふれさせる事が、実際に脳神経を強く疲労させるからだろう。もう日々の感情の発作に疲れ果てていた僕にとって、その唐突な収束は有り難いものだったが、残念ながらそれで寛解というものでもなかった。

一日何度もの号泣発作に疲労困憊になるといった状態こそ、このお盆のタイミングで解消したものの、その後僕の感情失禁と話しづらさはゆっくりと段階的に解消しつつも現在まで続いている、非常に辛い障害になってしまった。

激しい感情失禁が収まる事でようやく落ち着いて症状の言語化ができるようになったが、僕の話しづらさの原因は「二段構え」と書いた前述の言を撤回しなければならない。どうやらこの話しづらさは、軽く残っている器質的障害（構音障害）と感情失禁に加えて注意欠陥も含む三段構えの原因があるようなのだ。

まず一段目、構音障害について。呂律はかなり解消されて発声しづらい音は「し」「ひ」「ち」などのいの母音のみだが、T先生によれば脳梗塞によって体幹部を含む筋力が左右不均等となった僕には、「舌骨上筋群」に筋肉の緊張が集中しがち。加えてOTのY先生の診断では、上半身においても背中の僧帽筋周辺や、菱形筋、前鋸筋という聞き慣れない筋肉に緊張の集中がある（なんとY先生の神のリハビリ指は、触るだけでそれを判断してしまう！）。

こうした筋肉の過緊張や萎縮の結果として呼気が弱く、「嗄声」＝声が掠れてしまう症状につながっているのだという。

なお、こうした筋肉の緊張による嗄声症状は、それぞれをほぐすための運動課題を設定してもらい、その課題をこなすことで一時的に解消されるものの、残念なことに一晩、早い場合は数時間といった短時間で元に戻ってしまう。

二段目は感情失禁だ。嗄声症状に加えて僕には情緒面の障害も残っているため、必要以上に言葉に感情が乗りすぎないように、恐る恐る丁寧にゆっくりしか話せない。さらにこの掠れた声での発声が相手に伝わっていないのではないかという不安や苛立ちの感情も強めに出てしまう僕は、必要以上に焦って会話をしてしまう傾向にある。結果として、一度発した単語を何度も繰り返してしまったり、どもり、言いよどみなどの問題が起きてしまう。

なおこれは「自分の言葉が相手にどう聞こえるか」の感情が強すぎるだけなので、例えばそんなことどーでもいいわーぐらいに酒を飲んでしまえば、話しづらさは軽減される。

そして最終段階の三段目が注意欠陥によって物事の優先順位や注意の分散が苦手になっていることだ。こうした障害がある僕は、退院直後に短いコラムが書けなかったのと同様、会話の中でも合理性を見失いがちだ。

まずは「話したい事」から話してしまうために、会話の最後の結論に導くための論理的な会話の組み立てをしづらくなっている。自らの話の内容に軌道修正もできず、話しながらパニックにおちいる。そもそも人の会話なんて論文じゃないのだから、論理破綻があったり話の中で結論を自ら見失うなんて事は往々にしてあるだろうが、残念ながら僕は文筆業。職業柄この会話の論理破綻を極端に忌避する傾向（というか強迫観念）がもともとあったが、駄目押しの駄目押しでその論理破綻してしまうのではないかという不安もまた感情失禁によって強めに発露する。

また、この会話の論理破綻に対する感情の乱れは自分の参加する会話だけではない。前述した、周囲の他人集団が「かみ合わない会話をしている」といらだってしまって自分の会話ができなくなるのも、まさにこれが原因だった。相手の話を無視してただ自分の主張だけを投げあうテレビの討論番組などは、聞いているだけでパニックになってしまうほどだ。

こうした副次的要因によって、僕の話しづらさという障害は長引くことになってしまった。特に困難になったのは、「問題解決的会話」だ。論理的に言葉を選択し、最終的に相手を説得したり、相手の意見と違うことを主張して相手に理解をしてもらうという会話は、脳内で大きな注意力や集中力を必要とし、感情を抑制して冷静に思考する事が求められる。

発声する言葉に優先順位をつけて、話したい事よりも「話すべきこと」を順序よく話していかなければ、こうした会話は成立しないし、こちらの言葉を相手が遮ってくる場合にも、落ち着いてその反論に対して冷静に最も適切な言葉を選んで返さなければならない。

ところがこれが出来なくなってしまった僕は、相手の会話の言葉尻を遮って話す相手との会話や、交渉事などが一切できなくなってしまったのだ。

恐怖のＮＨＫ集金員

非常に辛い思いもした。

退院直後、我が家にＮＨＫの集金員が訪れたときのことだ。我が家は田舎暮らし開始後から、もともと屋根にあった地上デジタルのアンテナを殺して、衛星放送のスカイパーフェクTVのみという受像環境にしてある。スカイパーフェクTVはＮＨＫ－ＢＳなどとはアンテナの角度も違ってＮＨＫのあらゆる放送を受信しようがなく、ほかにネットのひかりTVなども契約していないため、我が家は合法的にＮＨＫの受信料支払い義務がない＝一切の受像環境がない状況なのだが、このことを僕は口頭で説明できなかった。

ただただ震える声で「受信環境にないので帰ってほしい」としか言えない僕をみて「こいつは押せばサインするな」と思ったのだろう。初老でガラの悪い集金員は、まるで昭和映画の押し売りのように我が家の玄関の中に革靴を一歩踏み込ませ、受信契約書を開いてボールペンを差し出し、「とにかくサインしてもらいますから」という。

それでも合理的に撤退に導く会話ができない僕は、感情が激し手も声も震わせながら、とにかく「かえってくれますか。裁判やるならやるんで正式に訴えてください」と追い返すしかなかった。

強い憤りと苛立ちに頭はクラクラし、部屋に戻って血圧を測ればなんと上が百九十というとてつもない数字。この場で脳梗塞が再発していたら、あの集金おやじは傷害致死罪だ。

この問題解決的な会話の困難は、その後僕の認知面が回復していくにしたがって若干解消はしているものの、病前は逆に「トラブル解決的会話なら任せてほしい」ぐらいのタイプだったので、パフォーマンスは病前の一〇％までにも回復している気がしない。

自分で書いていても辟易してくるが、この自己分析と症状の言語化に至るまで、実に病後半年以上を必要とした。なんと分かりづらく面倒臭い後遺症なのか。そもそもこれは後遺症なのか？　そう思う事もあるが、実際に感情のままに会話ができないという状態は、本当に本当に、辛酸だ。

ちなみに僕が今こんな状態なのだということを介護職の知人に話すと、「それはまんま後期高齢者、特に認知症の高齢者の特徴に合致する」と言われた。

まず呼気の弱さや口周りの不自由さによる話しづらさは、入れ歯の高齢者なら全員が感じていることらしい。さらに人の脳は加齢によって様々な部位が衰えていくが、中でも感情の抑制が苦手になるのは認知症でなくても共通することで、よく言う「年を取って涙もろい」「おじいちゃんになって怒りっぽくなった」は、感情失禁に近いものだという。加えて注意欠陥は認知症にはよく見られる傾向。

ならば今の僕の抱えた苦しさは、自覚のある認知症高齢者と同じだというのか。彼らもこんな息苦しさと不自由さと苛立ちを感じながら生きているのか。これは、これまでの取材執筆活動の中で老尊若卑の社会構造への反駁をこじらせてしまってきた僕にとって、その高齢者にシンパシーを感じた初めての経験でもあった。

だがそんな中で本当に有り難いのは、急性期病棟で僕を力づけてくれたあの看護師Mさんの言葉の通り、これは「改善していく」のが分かっているということだ。認知症は症状が進むが、高次脳はリハビリによって改善が見込める。そして何よりありがたいのは、健康保険適用のリハビリ（百八十日）が終わってしまった今も、妻がこの会話面のリハビリに根気よく協力し続けてくれていることだ。

日々の日課である妻との散歩（四十五分）のなかで、鼻歌を歌ったり、ちょっと大声（裏声）を出してみたり。最近はこんな「課題発話」を妻が設定してくれた。

その課題とは、できる限り「反省していない口調」で謝罪すること。例題文は、

「ベッドの下に大量のエロ本を隠していて、済みませんでした」

「袋とじを奇麗に破いていて、済みませんでした」

である。元ネタは俳優の古田新太氏の劇中コントなのでリアル我が家のベッド下に大量のエロ本は埋蔵されていないが、この反省ではなく開き直りや逆切れの感情を込めつつ謝罪するという発声は、今の僕には実に難しい。声量、声の高低、語尾を延ばす延ばさない、表情や視線。全てがうまく揃って、初めてこの「無反省謝罪」のニュアンスを実現できる、これは高等テクニックなのだ。

ということで、当面のリハビリ到達目標は、「妻にエロ本を発見された夫の開き直り謝罪を完璧再現できる発声スキル」である。

第8章　原因は僕自身だった

なぜ俺が

脳梗塞の死亡率は、一五％と言われている。なんとか運良く死なずに済んでも、そのうち五〇％に介助が必要な後遺症が残る。

比較的再発率は高く、生存した内の二〇〜三〇％が再発し、しかも再発を重ねるほどに後遺症は重篤なものになっていく傾向がある。これは脳細胞の損傷が不可逆で、再発を重ねて損傷部位が増える事で、元の機能を代行できる脳細胞が足りなくなるからだろう。

病後、知人や、知人の知り合いや家族といった身近なところでも脳梗塞の経験者や亡くなった方が居るという話を頻繁に聞いた。脳梗塞は意外に身近で、かつ恐ろしく、そして非常に残酷な病気だ。

海外（スウェーデン）のデータになるが、脳卒中を患った者のその後の自殺率は一般の二倍になるという。実際、これまでできたことが出来なくなるというのは非常に絶望的な経験だし、見た目が五体満足ならそれだけ障害は見えづらく他者に理解してもらうのも難しく、当事者に苦しみが集中する。

僕自身、病後、死んでしまいたいと思ったことも数度はあるし、残される妻のことも考えず「いっそ発症時にコロッと死んでいたかった」と思うことは数え切れずあった。ならばこそ、絶対に避けたいのは、再発。そしてその再発を防ぐために何よりも必要なのが、なぜ自分が発病したのかを明確に認識し、同じ轍を踏まないことだろう。

「なぜ俺が」

この言葉は、脳梗塞発症から、僕の脳裏を何度も何度も駆け巡った。

何より悔しく、そして、恥ずかしくてならないことのように感じた。

確かに僕は喫煙者だったし、県の無料健康診断でも高血圧であることや、血液の状態が若干高脂血症寄りで、動脈硬化リスク「傾向」だとは指摘されていたが、指導された減塩食生活は続けてきた。

趣味であるバイク競技は仕事が極度に多忙になってからは休戦状態ではあったが、いつでも本格復帰できるようにと、ウェイトトレーニングによる筋肉量の維持やエアロバイクをこぐなどのフィジカル管理もある程度してきたつもりだった。

生活上の自己管理と節制には自信があるつもりだった。漫画の打ち合わせなどで帰宅が午前様になっても、何時に寝ても朝は八時には起きて自宅仕事部屋で業務開始というのが毎日の習慣。とはいえ、無理に起きるのではなく、たとえ二〜三時間しか睡眠できてなくても毎日同じ時間に確実に目が覚める体質だった。足りない睡眠は日中に仮眠を加えることでコンディションを維持してきた。

食生活は減塩以外の規制はしていなかったが、自宅自営業で基本は自炊。飲食店の厨房勤務経験があるしもともと料理も栄養管理も好きなので、三食必須栄養素を満たしたメニューを作ってきたつもりだった。

こうして規律的に生きてきた理由は、言うまでもなく僕がフリーランスの記者だからだ。出版業界の恒例で、僕の担当編集者たちも殆どが宵っ張りの朝寝坊だ。だが、朝一番提出の原稿というものが、彼らに合わせて午後一番だったなら、たった二十四時間しかない一日の、貴重な午前中をふいにすることになる。

ましてフリーの記者業など、資格があるわけでもなく、そう名乗れば誰もがなれる職業。その中で仕事を勝ち取り、自分しか表現のしようがない文章を世に繰り出そうと思うなら、同業者が寝ている間に自分も寝ていたら、勝てる筈がないではないか。取材対象者も宵っ張りが多いので、取材もまた午後スタートや深夜スタートが当たり前。おのずと記事を書くマージンは夜中や午前中に限られる。

「午前中は長いんだぞ！」

というのが僕のモットーだった。確かに日付変更から正午までは十二時間。ここが他人との差のつけどころであるなら、寝ているなど時間が「もったいない」。

なのにこれだ。どうしてなのだ。世の中にはもっと自堕落な人は沢山居るのに、なぜこれほど自己を節制して生きてきたはずの自分が、四十一歳という若さで、自堕落メタボ中高年の代名詞のような高血圧、脳梗塞という病気に陥ってしまったのか？

疑問への答えは、入院から一ヶ月後、漫画連載の打ち合わせ再開のために二日だけ外泊許可を取って帰宅した際に、ようやく出た。担当編集者が、わざわざ千葉のど田舎にある我が自宅まで打ち合わせにやってきてくれるというのだ。

いよいよ業務復帰への第一歩。鬱陶しい梅雨の雨の降り止まぬ中、妻の車で帰宅した僕は、自宅のリビングに入るなり、まず動けなくなった。掃除が苦手な妻によって床に散乱した物の数々。それは夫が緊急入院して毎日サポートに駆けまわった結果なのかもしれなかったのだが、あまりの物の多さに僕はまさに九六ページに前述した「人工知能のフレーム問題」にブチ当たった。注意の分散ができない僕の脳は、落ちている物すべてを注視し、どこから片付ければいいのか優先順位がつけられず、パニックを起こしてその場から動けなくなってしまったのだ。

そしてその後、なんとか呪縛から立ち上がった僕は、二時間あまりにわたる掃除を開始してしまった。

床に置かれた物は片付けても片付けても減らない。ダイニングの食事テーブルにもリビングの座卓にも細かい物が溢れ、梅雨の湿度の中でへばりついた猫の毛を拭こうにも、やはり物が多すぎてまずこれをなんとかしないことには、拭くことが出来ない。

不自由な左手も使ってこれらを全て片しながら、僕はイライラと息を詰め、梅雨の高温多湿に大汗をかき、典型的な「片付けられない女」の妻に呪詛の言葉を吐き、ようやくアルコールでダイニングのテーブルを拭き終わった時には頭はクラクラ、血圧を測定すれば上は百八十、下は百二十という、いつ脳梗塞が再発してもおかしくない数値になってしまっていた。

上がり続ける血圧

液晶画面にヤバい数字を示す血圧計を手に、僕は呆然としてしまった。これだ、これこそが、我が「病因」だ。我が家では、その家事の殆どを僕が行ってきた。掃除、洗濯、庭の草木の手入れ、食材の買い出し、そして生活時間の合わない妻と僕の合わせて一日六度の食事の準備。さすがに食器洗いは妻の担当だったが、これは何も妻が家事をしないタイプの女性だからというわけではない。

確かに妻は家事が得意なタイプの女性ではない。なにをするにしても手際が悪いのはお義母さんからの遺伝で、お義母さんは食卓に盛りつけた揚げ物を出してから「あらお味噌汁がないわ」とか「ご飯がちょっと足りないから少し炊き足すわね」と言っては台所でバタバタやり出すタイプ（とはいえ圧倒的活動量があるので家事は結構完璧）。

要するに物事に優先順位を付けるのが苦手で、妻の場合はこれに病的な注意欠陥が加わり、何か作業をしている間に他に目につく物があると、そちらに関心が移ってしまい、いつまでたっても当初の作業が完遂しない。

たとえば食事ひとつ取っても、テレビで面白い番組があれば、その番組が終わってからようやく本格的に箸が動き出す。面倒を見ている庭の猫が来訪すれば、食事を放り出して餌やりに出てしまう。

そんなこんなで、ヘタをすると一食に一時間以上。僕はと言えば、妻が食事を食べ終わらなければいつまでたっても食卓が片付かないし、次の食事を何時に作ればいいのかも決まらず、あああ、書いているだけで血圧が上がってきた。

これこそが、僕が四十一歳の若さで脳梗塞を起こした主因だと痛感した。

妻が悪いのではない。なぜなら僕は、こんな妻と別れる気は、毛頭ない。なんやかやと自分の定めたルールや、自分の定める家事のクオリティーに固執し、妻から家事を奪い、勝手にイライラして勝手に時間に追われていた自分が悪いのだ。

そういえば病前の数ヶ月、僕は台所で立って飯を食うことが多かった。家事と仕事に時間を奪われ、座って飯を食う時間も取れなかったのだ。

アホである。泣けてきた。

なぜなら、僕の妻はどんなに手際が悪かったとしても、飯をたのめば結構美味い物が出てくる。掃除や洗濯についても、仕上がりに微妙に納得できなかったとしても頼んだことで出来ないことはない。

にもかかわらず、「任せていたら何時に飯が出てくるか分からない、いつ家事が終わるか分からない」とばかりに勝手にイライラし、あらゆる家事において「自分がやってしまった方が早い」という理由で、同棲開始から結婚を経て十六年以上をかけて、僕は次々に妻から家事を横取りしてきたのだ。

妻の手際の悪さや注意欠陥も病的だが、よくよく考えれば僕の性格の方がよほど病的なのだ。

僕は若い頃に飯屋の厨房でバイトをしていた経験から、食事を作る際にはタイマー三つを駆使して、米が炊きあがって蒸らしが終わった瞬間に全てのおかずがテーブルに並ぶようにしなければ気が済まない。

全てができたて、一番美味しい状態で食卓に。熱いものは熱く、冷たいものは冷たく。しかも米は炊飯ジャーではなく、土鍋で炊くことで更に手間を増やしている。

二合米を炊くなら、研ぎ終えて吸水三十分、強火で十分、炊き上げ八分、蒸らしに十五分。この時間を逆算して、効率的に主菜副菜を作る。

こうして僕が食事を準備する間に、妻が食卓を片していないとかゲームをしている、テレビに集中してしまっているといった理由で僕が一方的にぶち切れて怒るということは、この十六年の間で、何十回となくあった。

だがその全ては、僕が勝手に決めたルールを妻に押し付け、勝手にイライラと血圧を上げていただけに過ぎないのではないか?

なぜならば、そしてこうやって計算ずくで食卓に物を並べても、妻は猫舌で、かつ食事中に他に注意が向くとそっちのことをやってしまい、なおかつ持病に胃痙攣があって、精神的にストレスのかかっている状態で急いで無理に物を食べると嘔吐したり冷や汗で服がびっしょりになるほどの胃痛で救急外来に駆け込むハメになる体質なのだ。

誰も飲食店並みに計算されたタイミングで提供される食事など求めてはいなかった。それは僕が定めて僕が自分を追い込んできたことに過ぎないのだ。

アホである。泣けてきた。

入院後、妻は一日も欠かさず病院に来てくれた。元々我が家には大きなワゴン車が一台しかなかったが、大きすぎて使い勝手があまりに悪いということで入院後にダイハツの軽ワゴン「タント」を買い足した。妻は助手席に巨大なスライム（ドラゴンクエストの）の縫いぐるみを同乗させ、大音量で変な音楽をかけながら毎日楽しげに運転して病院までやってきてくれる。

病前には非常に男前な妻のハンドルさばき（隙間があれば減速せずに突っ込んでハンドルさばきでクリアするタイプ）にいちいち僕が口を出すもので、妻は「だったらあたしはもう車の運転などせん！」とへそを曲げてペーパードライバー状態だった。それがいまや立派なドライバー。

毎日僕が着替えた洗濯物を持って帰るが、翌日にはいったい何時間かけたのやら、クソ丁寧に角を合わせて畳んだ服が病院に戻ってくる。病前には半年に一度だって洗濯してくれなかったし、したとしても僕はやれ「洗濯は午前中にやらないと意味がない」「干し方が気にくわない」「そんなに丁寧に畳みあげていたら時間がかかりすぎる」「たまってからやるから大変なんだ」と、文句を並べ立てていたに違いない。

やってくれないのではなく、僕が彼女の家事を奪っていただけだ。

何もせん妻ではなく、何もさせん夫だっただけだ。その結果として、僕は勝手に時間を失い、脳梗塞なんか起こして、こんなにも妻に寂しい思いをさせている。

猛烈な後悔と反省と自己嫌悪が押し寄せてきた。だいたい、そうなのである。家事を完璧にやってくれ、家を僕が一〇〇％満足できる快適度に保ってくれ、なおかつ仕事バリバリで美人でパイオツもカイデーでシャレオツなる女性がいたとしても、その女性は僕の妻の足下にも及ばない。つま先にも及ばぬ。

僕はこれまでの人生、ずっとこの身長一五五センチ、放っておくと体重はすぐに四〇キログラムを割ってしまう、働かないし家事もしない痩せっぽちの妻に、支えられて生きてきたのだ。

フリーランスの取材記者などという全く将来の見えない仕事で独立しようとした時も、妻は文句の一言も言わず「いいんじゃん？　食えれば。別に一緒に居れたらそんな贅沢したくもないし」などと言ってくれた。

取材活動がどんどん面倒くさい人たちや危険な人たち、裏社会などに傾倒していっても、やはり一言も文句を言われた記憶はない。

辛い取材が多い中、取材対象者らの抱える心の闇に僕が引っ張られてしまうことも何度もあった。何もしてあげられない無力感に、朝焼けの街を涙を流し続けながら車を運転してようやく帰宅したとき、リビングで変な股引みたいな下着一丁姿の大の字で寝っ転がり「おせーよ」と一言の妻に、僕はどれだけ救われてきたのだろう。

力達せず、取材のただなかで自殺されてしまった取材対象者もいた。その墓参りをした時には、妻が助手席に座っていてくれた。絶望的なまでの無力感にやけっぱちになり、そのまま九十九折れのガードレールをぶち抜いてしまいたいと思ったとき、妻は「晩飯どうする？　明日は○○水族館に行きたい！」。

自分でもどうにもならないほどつらい取材があるときには、妻は必ず助手席に座っていてくれ、長時間の取材の間、妻は付近をふらついたりゲームをしたり編み物をしたりで暇つぶししながらも、やはり一言の文句も言わなかった。

そしてその猛烈な「現実引き戻し力」によって、僕は何度となく救われてきたのではなかったか。

言うなれば僕のこれまでの著作物もすべて、著・鈴木大介、補助（介助）・鈴木千夏だった。

妻と僕の十六年間

少々脱線するが、妻の事を書かせていただきたい。

わが妻、千夏が僕の家に「家出してきた」のは、十六年前。僕が二十五歳、彼女が十九歳の頃のことだった。妻は、当時僕が勤めていた編集プロダクションにバイトとして入ってきた女の子たちのなかのひとりだったが、第一印象は「パンツ見えとるぞ？　キミ」だ。

とにかく騒々しい女の子だ。武器になりそうなほど重厚な厚底靴に、当時ちょっと面倒くさいタイプのファッション女子に人気だったブランド「BA‐TSU」のギンガムチェックのミニスカートを合わせ、棒のように細い足の膝小僧には素っ転んだ傷跡や青あざがいつもあって、いつも会社のなかをバッタバッタと大きな足音を立てて走り回っている。

コピーを頼めば何故か必ず傾いていたし、間違った倍率で何十枚ものコピー用紙を無駄にし、コピー機の蓋に寄りかかってはガタガタと貧乏揺すりをしている。色白の顔をソバカスが彩り、眉毛は抜き過ぎで、細いというより「ない」。

泊まり仕事の日は作業用の長机の下に段ボールを敷いて、見たこともない酷い寝相で、パンツ（ではなくペチコート、ご本人より訂正有り）全開、ブラも丸見えで寝ている。

こんな「小学六年ぐらいの女子力ＭＡＸ」な千夏さんとなんの因果かおつき合いすることになると、その数日後、仕事中の僕のＰＨＳに彼女から電話があった。

「貴様またしても無断欠勤か！　彼氏になっても仕事の上では上司、言うべきことは言わせてもらうぞ！」

そう息巻こうとする僕に投げかけられた言葉は、

「いまあたし、あなたのアパートに居るから。引っ越してきた。ってか、家出してきたから夜露死苦ベイベー」

だった。

確かにつき合ってすぐに僕のアパートの合鍵は渡してあったが、家出とは物々しい。

「家出って？　親にはなんて？　だいたい荷物は？」

「お父さんの車で家出してきた」

待てキミ、それは家出というのか？

その日は仕事に手がつかなかったが、ようやく家に帰ると、快適だった僕のアパートは、見事なまでの千夏色に汚染されていた。当時、僕の２ＤＫの賃貸テラスは、一室が寝室、もう一室は四方から間接照明のタングステン光が照らす「小説と音楽の部屋」として、快適な空間を作り上げていた。

その片隅に、早くも彼女の私物が積まれていたのだが、これがもう、いちいち突っ込みどころ満載なのである。

山のようなCDは、ビジュアル系からジャズ、ラウンジにボサノバと、まったく統一性がない。加えて既にプレイステーションが出て何年も経っていた頃にもかかわらず、なぜか大量の「初代ファミコン」のカセットと本体。タバコの脂《ヤニ》で真っ黄色になった懐かしのファミコン実機がリビングのテレビに接続されると、レトロゲームのチープな音楽がオシャレ快適だった僕の部屋に流れ出した。多分当時の僕の血圧は、凄い数字を記録していたに違いない。

そういえばこのとき僕は、生まれて初めて「息を吹きかけないでください」と注意書きのあるゲームのロムカセットの接続端子に豪快に息を吹きかけて埃を飛ばす人を見た。

とは言えまずはご両親に挨拶をせねばなるまい。言葉を選んで選んで、下書き二回を経て、大事な娘さんをお預かりさせていただくことになりましたが責任を持ちましてうんぬんの手紙をしたため、同棲開始。波乱に満ちた二人三脚が始まった。

そもそもこれまでの記述でお分かりいただけている通り、千夏さんはボーダーラインというにはかなり確定寄りの、発達障害児童の成れの果てだ。知能指数は非常に高く、特に記憶力については異様に突出したものがありながら、激しい注意欠陥、集中力のアンバランスさから、学力に結びつかないという「もったいないＬＤ（学習障害）児」の典型だった。こうした問題に理解のある教員に出会い、適切な指導を受けていたならば、恐らく理系の研究者あたりでそれなりの実績を残していたに違いないと思う。最大の問題点は、知能は高いにもかかわらず「問題文そのものの読解が困難」ということ。

そして、こうした子どもに接する大人の常として、親や教員が彼女に対して投げかけ続けた言葉は「あなたはやれば出来る子（知能が高いことは確か）なのに、なんでやれないの⁉」だ。残念ながらその「やる」手順が一般とはズレていることに、周囲の大人の誰もが気付かなかったようで、ご多分に漏れず彼女が秘めたポテンシャルは御仕着せの学校教育の中では開花することなく、親からも学校からも「ダメな子」として否定され続けた経験から、彼女は強い自己否定に苛まれるようになってしまっていた。

当時はまだ発達障害というものの認知も低かった。なんとか中学受験で中高一貫の女子校に潜り込むも、その才能は開花せず早々にドロップアウト、相続問題で揉め事もあった自宅には徐々に帰らなくなり、友人宅を泊まり歩く日々。当然成績は低迷し全学年で遅刻数トップ。卒業後のバイト先が僕の勤めていた会社だったわけだが、我がアパートに家出してくるや、激しい自傷行為が始まった。

ここからの数年が、我が家の暗黒史だ。通い始めた精神科から処方されたのは、当時抗不安や抗うつ効果で劇的な効果があると言われていたＳＳＲＩ（選択的セロトニン再取り込み阻害剤）。非常に強い副作用で彼女は会社でも身体を縦にしていることが出来ず、ほどなくして解雇。それまで抱えてきたであろう寂しさや苦しさが、とめどなく彼女の中からあふれ出た。

毎日会社から戻ればダイニングの床は切り刻んだ手首から流れ出た血が広がり、彼女は部屋の隅っこで体育座りしている。毎日毎日、白く綺麗だった手首に切り刻んだ剃刀の跡が増えてゆく。油断すれば鴨居にロープが吊り下がり、メモ用紙を開けば血文字の遺書が見つかる。

当時のことを本人に振り返ってもらうと、「とにかく身の回りや世の中の悪いこと全てが自分のせいに思えた。世界中から責められている気がした」というが、ただでさえ病的な心配性である僕からすれば、戦々恐々の毎日だ。

当時僕が勤めていた編集プロダクションは今で言えばもろブラック企業で、朝は九時にタイムカード、日付変更より前に帰れることは稀という日々。仕事から帰宅する道のりはいつも遠く思え、玄関を開ける前には常に「今日こそ死んでしまっているかもしれない」という不安に戦いた。

そんな中で僕はひとつの決意をすることで、なんとか自分の日常を保った。「止めようが何をしようが死んでしまうときには彼女は死んでしまう。もし死んじゃったら僕も死ねばいい」。そう心に決めると、それは僕自身の心の安定を保つための「御守」となった。

二人で、文字通り血まみれの中を這いずって進んだ。

できるだけふたりでいる時間を作りたいという理由もあって、二十七歳で僕は編集プロダクションを辞めてフリーライター専業で独立したが、その道で食っていける確信があったわけでもない。経済的にも精神的にもギリギリの中、夏の日も凍える冬の日も、当時の僕の宝物だった一九六九年製造のボロボロなイタリアンスクーター、ベスパの

「ピーちゃん」に二人乗りをして、隣町の精神科に通い続けた。

主治医より「そろそろ働いてみましょうか？」の許可が出るまで二年以上かかったろうか。最後の最後で依存性の強いＳＳＲＩの断薬に手こずり、加えて誰よりも彼女を愛しながらも肯定してくれることの少なかった母親との徹底的な対峙＝「遅れてきた反抗期と和解」を経て、ようやく彼女の心の生傷からの出血は収まった。

面倒くさい人は愛らしい

思えばこの経験は、その後の僕の記者精神の根底となる二つの価値観を作り上げてくれた。

第一の価値観は、「世の中の、面倒くさい人ほど愛らしく、興味深く面白い」だ。集団には馴染めないかも知れないし一般的な社会の評価の対象にもならないかもしれない彼ら彼女らだが、だからこそ突出してユニークなパーソナリティをもっている。人間の魅力とは、個人の能力などとは全く関係のないところにある。

第二の価値観は、「ひとりの人間はひとりの人間しか救えないのではないのか？」である。厄介な言い回しだがひとりの人間は一人の人間に「よってしか」救えない、とは違う。あくまで人の力は限定的で、一人の人間が全力をかけても救えるのはたった一人の人間でしかないという皮膚感覚だ。

幾人もの人を救おうとすれば自らが破綻するし、距離感を失えば自身が自滅する。だからこそ福祉があり制度があり、互助的なコミュニティがある。救おうとする人を救う人も必要だ。

この感覚は、その後の記者活動で「面倒くさい人たち」「困った人たち」と接する上で最も重要なバランス感覚と距離感を僕に与えてくれたように思うのだ。

閑話休題。もちろんこの経験によって得た最大の報酬は、二人三脚で辛い時代を乗り越えたという成功体験、達成感、そして絆である。そして心の暴風雨が去った彼女は、その本領である魅力的な変人振りを遺憾なく発揮し始めた。

掃除炊事洗濯、一切自発的にはやらず、部屋は散らかし放題。風呂すら自発的に入ろうとはしないが、たまに入浴したかと思えば床にはズボンとシャツ、下着、股引と絡まった靴下と、脱いだ順番に洗濯物の列が出来ている。仕事がなければ真昼間からゴロゴロとワイドショーを見ながら「紀宮さまの釣鐘形オパーイ」などと不敬罪なことを呟いて一人でウケているし、仕事をしている僕の背後に仁王立ちになって「アナリストってなんかエロいと思う！」と謎の宣言をして品のない業務妨害。

「ETCってエレクトリック・通過・システムの略？」（日本語混じってるし、システムはCじゃない）

「いらっしゃいませアカゴケグモ」（客が来るたびに言うのをやめてください）

あまりにアホ臭いので「馬鹿嫁の迷言集」を作るのが僕の習慣になってしまったが、その日常生活はと言えばもはや「フリーダム」そのものだ。

特に趣味方面の暴走は著しく、なぜか蒐集するのはドラゴンクエストのスライムグッズと、一九五〇年代の特撮映画を牽引したレイ・ハリーハウゼン関連のフィギュア。しかも購入されたグッズは箱を開けられることなく天袋収納に直行という、たちの悪いコレクター癖が発病。と同時にネットゲーム廃人になってみたり、今度は熱帯魚が趣味になってみれば、狭いアパートの六畳リビングに水槽十三本という水族館状態を作り出す。

ダメ押しに大事に育ててるのは見目美しい観賞魚ではなくなぜか「淡水河豚」ばかりで、その河豚たちのネーミングセンスがまた最悪だ。「大五郎君」「ダイさん」「ダイダイさん」「タイタイ君」（全て別の河豚）と、一応大介のだいちゃんである夫からすると嫌が

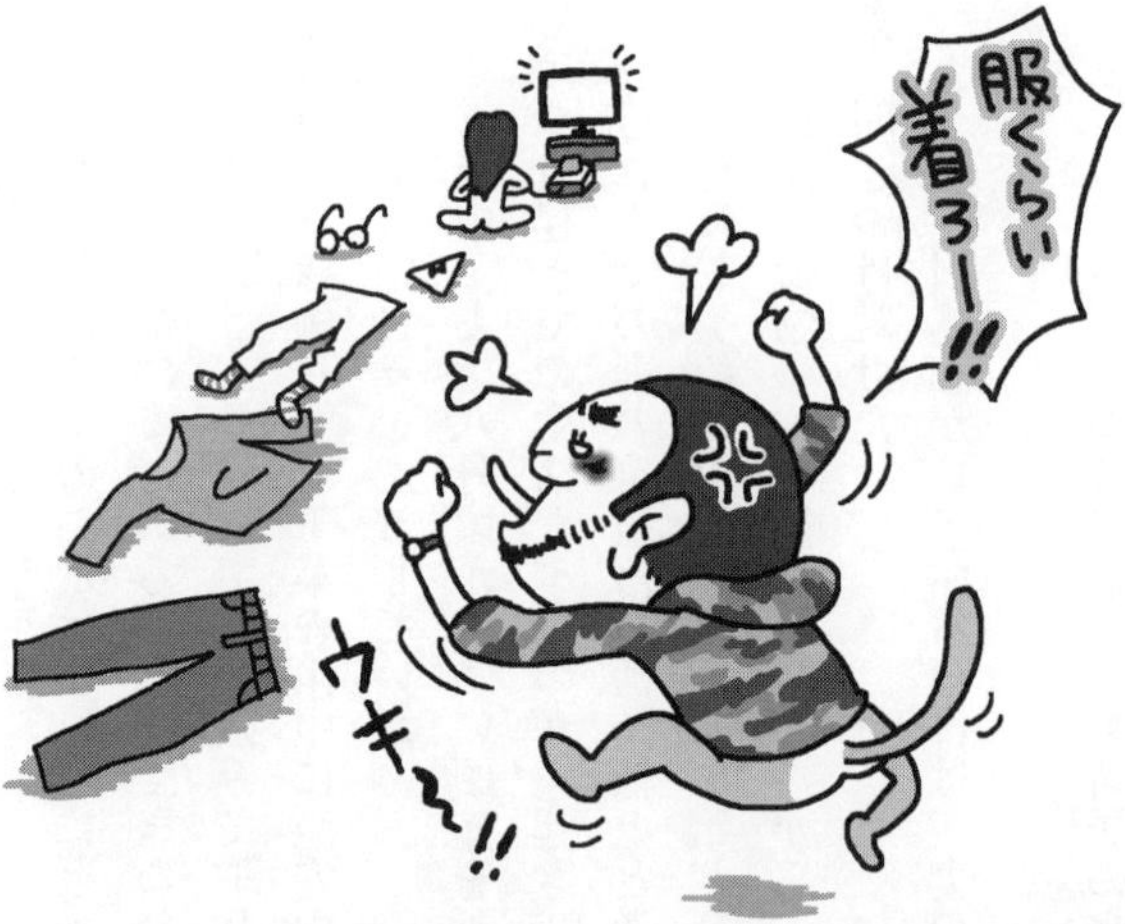

らせにしか思えないものばかり。

餌付けしながら水槽に向かって何かを話していると思いきや、よく聞けば「ダイさんや、この戦争が終わったらあたしと結婚してくださいい」と、突っ込みどころ満載の独り言をつぶやいている。

家事を頼んでも中途半端で結局僕がやり直す羽目になる。部屋を汚す、風呂に入らない、野菜食べない、僕が仕事でダウンしていれば「イクサじゃああ！」と奇声をあげて寝込みを襲ってくる。そして働かない稼がない。

そんな妻が突然倒れたのは、東日本大震災のあった二〇一一年晩秋のことだった。

妻の発病

ここからしばらくのことは僕自身にとってあまりにも辛い記憶のため、今をもってしてもうまく文章にまとめることができない。

当時我が家は、それまで実益込みで取材執筆してきた「不動産業界の怖い話」の予備知識をフル稼働して、千葉の山中に激安中古の一軒家を現金一括購入。十月末の転居に向けて忙しい日々を過ごしていた。

そんな中、妻は八月頃から強い頭痛を訴えるようになり、普段から宵っ張りで朝方寝ては夕方起きての生活だったのが、起きている時間の方が短いほど長く寝るように。これをそれまでの妻の自堕落の延長線上と考えていた僕は、激しく叱責し続けた。引越しに伴う行政や契約の手続き事等々を殆どひとりでクリアし、膨大な物で溢れ返るアパートの掃除や荷物の片付け梱包をしながら、一向に寝室から出てこない妻に僕は厳しい言葉を叩きつけ続けた。

ようやく引越しが終了する頃には、妻の頭痛は市販の頭痛薬では抑えられなくなっていた。

転居数日後、いつまで経っても新居の寝室から起きて来ない妻に対して、僕は小言を言いつつもお粥を作って持っていくも、妻は口をつけられず、直後トイレで嘔吐。

それまでも妻はストレスがかかると胃痙攣発作を起こし嘔吐することがあったし、前日には転居先の掃除で使っていたカビ取り洗剤が頭にかかったこともあり、もしかして塩素系洗剤の中毒症状かもしれないなどと素人診断。少し身体を動かしたほうが良いかもしれないなどと散歩に連れ出すも、帰宅後も症状は変わらず、病院へ。

問診を担当した看護師は「内科ではなく脳外科ではないか」と言い、脳外科に回された。これは僥倖というしかないが、この病院は地域の脳外科の拠点病院でもあって、優秀な脳外科医が集まる病院。担当した医師は問診後に即ＣＴの検査を指示。さらに本来なら病棟患者で予約が埋まっているＭＲＩ検査もその日の内にねじ込んでくれた。

その画像には、本来脳の中央に左右均等にある脳室を押しやって大きく変形させるほどの巨大な脳腫瘍が映し出されていた。

当然のことながら妻はその場で緊急入院、と同時に、意識不明となったのだった。

四日後の手術まで、僕の目の前で妻は苦しみもだえ続けた。意識が明瞭に戻ることはなく、ただ全身玉のような汗でびっしょりになるほどの激痛と痙攣、そして昏睡を数時間おきに繰り返した。そして僕は、猛烈な慚愧の念に苛まれることとなった。

なぜもっと早く気づいてやることができなかったのだろうか。自らの吐き捨てた叱責の言葉が頭の中を駆け巡る。あんな大きな腫瘍が頭の中にあって、どれほど痛いのだろう。どれほど辛かったのだろう。一日の大半を寝て不貞腐れた顔で「ごめん」と言っていた妻に、僕はどんな無慈悲な言葉を叩きつけたろうか。

手術が成功するという保証はなく、MRI画像に映し出される腫瘍のサイズは絶望的なほどに大きかった。何よりも腫瘍の位置は右前頭葉であって、手術が成功して命を取り留めることができても、記憶が無くなったり性格が別人のように変容してしまう可能性もある。

もう二度と、これまで通りの妻に会えないかも知れないのだ。

そう思うと、取り返しがつかない時間に気が遠くなった。

祈ったことのない神に祈った。

家事を一〇〇%僕に押し付けて仕事をしないニート妻だっていい。生き延びてくれさえすればもう何も望まない。むしろ、こんなことになってしまうなら、妻がどこにでも居る凡庸で普通な女だった方が良かった。だけど、そうではない。彼女を失ったら、二度と彼女と同じ、あの特殊なパーソナリティの人には出会えない。似たような人間なんか世界中どこにも居ないのだ。世の中の離婚をする夫婦すべてが呪わしくなったりもした。あなたたちに残されていた夫婦の時間を、俺たちにくれよ。

そして何よりも辛かったのが、時折意識を取り戻す妻が、一度たりとも僕を責める言葉を吐かず、一度も助けてとは言わなかったことだ。僕はかつて僕の家に家出してきたこの小さな女の子が、こんなにも強いということを知らなかった。彼女の苦しみを理解せず、責め、そして今もその痛みの一端すら和らげることのできない僕に対して、彼女はただ黙って痛みにもだえながら、手を握って欲しいと仕草で示すだけだった。

生還

幸いにも長時間に及んだ手術は大成功で、腫瘍のほぼ一〇〇％を取り除くことができた。腫瘍は直径六二ミリのほぼ球形。ＩＣＵから出てきたばかりの彼女の言葉に、僕はどれほど救われただろう。

「あんなでかい腫瘍取って、いま私のここに何が入ってると思う？」

「脳脊髄液とかリンパ液的なものなんじゃないの？」

「ちがーう。たぶん丸めた読売新聞が詰まってるんだぜ？」

いや妻よ、君の場合はスポーツ新聞だろう。もっとも恐怖した、「妻がその人格を失う」という結果は、避けることが出来た。こんなあほな台詞、わが妻以外の誰が言うだろうか？　だが安心するまもなく、腫瘍の生検の結果、妻の脳腫瘍は予後のもっとも悪い「グレード4」、病名は膠芽腫、五年生存率八％と告知された。

実際ネットなどで同病名の当事者情報などを見ても、ほとんどが一年二年で再発、死亡というケースばかり。この種の脳腫瘍は非常に厄介なもので、脳の正常細胞の中に明確な境界線をもって腫瘍ができるのではなく、正常な細胞に浸潤するような形で腫瘍が発達するため、まず腫瘍細胞の一〇〇％摘出が難しい。今回の妻のように目視できる腫瘍の一〇〇％摘出に成功したとしても、切除した外縁部にはMRI検査で造影できないほど微細な腫瘍細胞が残存している可能性があり、この病名を説明する文章には必ずのように「完治がない」という無慈悲な文言が並ぶ。幸いにも転移のケースはあまりない。

妻は主治医の居る千葉大学病院へと転院し、この「残っているかも知れない腫瘍細胞」に最大限のダメージを与えるための集中治療に入ることとなった。だが、辛い放射線治療と化学療法（抗がん剤投与）、副作用でハラハラと髪の毛が抜けていく中でも、妻はやはり一言の泣き言も弱音も言わず、涙を流すことも一度たりともなかった。

結果を言えば、手術から四年、妻は退院後も二年に及んだ辛く長い抗がん剤治療を耐え抜き、この生存率五年後八％にもう少しで滑り込もうというところ。主治医からも「再発はないと僕は確信している」という、科学者ゆえに断言を避けがちな医師としては非常に勇気ある言葉を頂けた。

そうして今も相変わらずの変人振りを発揮しまくっている妻だが、当時のあの巨大な後悔と自責の念、死への恐怖と絶望感は、今思い出しても僕は平常心ではいられない。

妻がいなくなってしまったら、僕には何も残らないし、生きている価値も何もないと思った。支えてきたつもりだったこの小さな妻に、どれほど支えられてきたのかを、この時僕は心の底から痛感した。

「家事をしなくていい」

痛感したはずだったが、このショックは少々大きすぎたか、その後の僕は、ちょっと間違った方向に振り切れてしまったように思う。

「病後一年は一切の家事をしなくていい」と妻に宣言し、実際に仕事と家事の全てをひとりで背負い込んだ。

毎月の抗がん剤治療の継続には免疫力がある程度維持できている必要があり、指標となる血液の好中球数値を確保する必要がある。何より辛かったのは三食のケアだ。妻の生活スタイルは深夜に寝て昼過ぎに起きるだから、朝型の僕と食事のタイミングを合わせることが出来ない。結果、自分の分とあわせて日に六食を作ることになる。仕事で家を空ける際には弁当を作り、長時間空ける際はそれこそ三食分作ってから出かけることになる。出張仕事の際は妻を実家に預けるために、これまた予定を切り詰めて移動時間を確保する。

そんな中で、僕の中でもストレスは溜まっていった。そもそも妻はあまり食欲とは無縁で、やはり食事中でもほかに気になることがあればそちらに集中してしまう強い注意欠陥。放っておけば一食に一時間以上かかることはザラだ。そんな妻に対し、あれほど妻を失う事の予感に怯えたにもかかわらず、再び不平をたたきつけるようになっていった。

「いつになったら食べ終わるのか（いつになったら僕は洗い物を始めて仕事に戻れるの

か)」「そんなに残しては栄養のバランスが取れない」「せっかくできたてを用意しているのに作っている人間に失礼だ」

そんなこんなで僕は時間を失い、「台所で立って飯を掻き込む」ことも増え、結果として脳梗塞でぶっ倒れた。

だが、誰が悪かったのだろうか？　なんという長期間にわたる、自業自得だろうか。

背負い込むと無理が生まれる

これが僕が四十一歳にして脳梗塞に倒れた理由だ。入院生活という自己を顧みるにはまたとないチャンスに考えた結果、出てきた結論は「自業自得」。

列挙するとこうなる。「背負い込み体質」「妥協下手」「マイルール狂」「ワーカホリック」そして「吝嗇《ケチ》」。そして最後に「善意の押し付け」。

これぞ俺様。

胸張ってる場合ではない。

第一に「背負い込み体質」。これはフリーランスとして独立する前から自分でも自覚していたところで、僕は例えば会社の部署という集団の中にいても、与えられた仕事に加えて人の残した仕事、手をかけない仕事まで全部背負い込んで「勝手に忙しくなる」という傾向がある。

独立してからも同様で、僕は取引先の出版社と打ち合わせる際にほとんど相手の会社やその近くを指定し、場合によっては担当編集者の自宅近くまで僕が足を運ぶのが常だった。取引先へのサービスの一環でもあるが、なぜ「互いの間を取ってどこどこで如何？」と言わないのか。

「妥協下手」と「マイルール狂」は同じような内容だが、妻に家事を頼んでも仕上がりに納得できずに結局奪い続けてきたのを見る通り、僕は自らの決めごとに拘泥する性格で、歳を重ねるごとにどんどんと自分に意味不明のルールを課していった。

仕事においても同じで、僕は書籍を執筆する際に「最終章を二度書く」という癖があって、毎度のごとく担当編集さんたちを奈落の底に突き落としてきた。

ようやく書きあがった最終章を読み返し、納得がいかない仕上がりだと、僕の指は衝動的にこう動く。

「コントロール＋A」↓「デリート」↓「あ；lfk:jd（適当な文字列）」↓「コントロール＋S」とやってしまう。

つまりこれは、何日もかけて書いた文章を全選択し、全消去し、そして「あ；ｌｆｋｊｄ」と無意味なテキストで上書きという、取り返しのつかない破壊行為だ。そして迫る締め切りの中、半泣きになりながら最終章全文書き直しという毎度のルーチンワークに入る。

この場をもって担当編集者の皆様方に陳謝したいが、ことほど左様な妥協下手。「ワーカホリック」は記者として独立後に激しくなった傾向で、僕は自分に「人の三倍働いて人の倍稼ぐ」というコンセプトを課していた。フリーの記者とは、締め切りを抱えていなければ失業者と変わらない。そんな中、僕は常に締め切りを抱えていなければ不安になるようになり、平日の昼に取材や執筆をしていないと「恥ずかしい」「情けない」という気持ちを強く感じるようになっていった。

例えば締め切りを昼に終えて次の締め切りまで時間があるという平日の午後に「妻と手をつないで買い物」ということが、僕はできなかった。サボっている、悪いことをしているという気持ちがどうしても抑えられず、つなごうとする妻の手を払いのけてきたのだ。

だがこれは無能を掲げているようなものではないか。本当に有能な者とは、「人の半分働いて人の倍稼ぐ」のだ。午前中に仕事を終わらせて平日にのんびり買い物ができるのは、頑張った結果じゃないか。

ラストの「吝嗇」＝ケチは、仕事で結果を出せずに食うに事欠いていた二十代前半の激貧トラウマをこじらせた形だが、妥協下手やマイルール狂にも通じる。

まず我が家にはエアコンがなかった。妻が何度せがんでも買わなかった。夏に暑ければシャワーを浴びて扇風機に当たればいい。電気代もったいないだろう。

乾燥機付きの洗濯機は義母のプレゼントだが、この乾燥機能も使ってこなかった。やっぱり電気代がもったいないし、洗濯は晴れた日の朝にやればいい。

思い起こせば電子レンジですら妻に頼み込まれた末に渋々買った。理由は「下準備に手を抜くと料理が下手になる」だ。

優しさの質

一事が万事こんな感じで、僕は「節約」を理由に作業を増やして自分の時間を削ることにかけては、どうしてこれほどまでというほどに、優秀だったのだ。

ラストの「善意の押し付け」については、おそらく僕の最大の欠点かもしれない。妻のため、○○のため、そうやって自分を追い込んできた結果として脳梗塞にまでなった気がするが、よくよく考えるとそのほとんどが「相手が望んでいること」ではなく「僕がそうしたほうが良いと思っていること」に過ぎないのだ。

このことに思い至ったのは、病後妻が僕を支えてくれる中で、ほとんど文句らしい文句も言わず、ただ僕のしてほしいことを必死にしてくれる姿を見てのことだった。

妻と僕では、優しさの質が全く違うのだと気付いた。僕は僕自身が相手にしたほうがいいと思うこと、相手のためになるだろうことを率先してやるタイプ。本当にそれが相手の求めていることかどうかは無視だ。

一方の妻は、相手が「してほしいと思っていること」をやるタイプ。自発性は高くないが、自分がしたいこと、したほうがいいと思うことではなく、相手がしてほしいことを常に優先する。

果たしてこれまでの夫婦生活の中で、妻が本当にしてほしいと思うことを僕が考えたことはあったろうか？　そう考えて、大きな衝撃を受けた。

ないのだ。ほとんど記憶にない。僕は常に妻の立場に立って妻にとって必要なことをしてきたつもりだったが、彼女の希望について考えたことがなかったのだ。

思えば自身が感情失禁によって感じたあの激しい不定愁訴。妻が同じような苦しさを味わい続けた精神科通院の二年の月日に、僕はどれほど「あなたのためになること」を強い言葉で押し付け、やりたくてもやれない妻に強い叱責をしただろう。本当に何をやってきたんだろう。

「あの時、千夏は本当はどうしてほしかった?」

と聞いた僕に、妻の返答は、

「ただ、頭を撫でてほしかった」

だった。もう、感情失禁の号泣発作で、この返答を思い起こすたびにボロ泣きなのは言うまでもない。

その後、我が家のトイレには大きな文字で「千夏が本当に求めていることは何か」という大きな覚書が貼られることになった。ちなみにその紙の左下に妻の汚い字で、「とにかく便座カバー下げておいて。大事なことなので二度言います、便座下げろ」と書かれているのは、注意欠陥のある妻は便座が上がったままだと「便器に尻ドボン事故」を起こすことがあるからである。

ダメじゃんこれじゃ。

脳梗塞になった原因のすべては、僕自身の中にあった。そのことに気づけただけでも「脳梗塞になってよかった」と思えるほどの欠落だ。

そして結論は、僕の脳梗塞は生活習慣病というよりは「性格習慣病」。この性格を改善しないかぎり、いずれまた同じ生活に戻り、そして再発する。

正直、後遺症とリハビリは非常に多くの気づきに満ちた体験ではあったが、もう一度同じリハビリをするならば結構あっさり自殺を選んでもいいのではないかというほどには、辛かった。もう二度とこんな経験したくない。

ならばどのようにしてこの性格を改善すればいいのだろう。ここでもまた大きな力になってくれたのは、回復期の病棟で担当してくれた若い女性ＳＴのＩ先生だった。彼女は自らも夫を持つ女性として様々なアドバイスをくれたのだが、そのすべてが強烈なメッセージだった。

「鈴木さん、ルンバ買いなさいよ。っていうかエアコンないとかありえないし」

そう言われた瞬間、そして病院のベッドで Amazon からルンバ購入のボタンを押した瞬間、僕の脳内で、あのねずみ男みたいなコペルニクスの肖像画がほくそ笑んだ気がした。

俺、自動お掃除機買っちゃっていいんだ。機械に掃除なんか任せていいんだ。しかも一番評価が高い最新機種。購入ボタン、即押しちゃった。かつての僕ならまたぐことも絶対許されざる一線を、こんなにも簡単に踏み越えてしまった！

大げさではない。このAmazonのルンバ購入ボタンは、僕にとっては劇的なパラダイムシフトだった。

以前ならまず購入するという選択肢がない。するとしてもまずは電気量販店に行って現物と価格帯を調べ、その場でiPadで「価格コム」を調べて、同機能で安い他社製品や型落ち商品も視野に入れ、悩んだ挙句「結局買わない」の結論に戻る。「買わなければタダ」という言葉もまた僕の無意味な座右の銘だったが、僕はルンバ購入によってその悪しき慣習を斬り捨てたのだ。

ちなみにエアコンは退院直後に妻が選んだ。透き通るようなパールホワイトのボディに、誇らしげに光る三菱のマークと「霧ヶ峰」のロゴ。以前なら購入後三年は「こんなハイエンド機種を買う必要あったのか」と文句たらたらだったはずのそのエアコンを、妻の選ぶままに、大型家電量販店の店員が勧めるままに、購入してやった。

設置したエアコンからは、びっくりするような勢いで、カラッと乾いて心地の良い冷風が吹き出した。

Ｉ先生からのアドバイスの骨子は、再発しないために「環境調整」をしなさいということだ。

「人と物に頼りなさい」
「家事は分担するものだけど、やらせるじゃなくてお願いする」
「頼んだ家事の仕上がりには絶対文句を言わないのが基本ルール」
「夫婦でお互いに譲れないものを出し合って、お互いにそれを許容する契約を結びなさい」

僕の性格が「異常」の域に入っていることを、はっきりと彼女が口にしてくれたことで、僕は自省を含めて今後再発予防のためにすべきことに立ち向かうことができたと思う。

第9章　性格と身体を変えることにした

家事の分担を決める

退院後、我が家は激変した。

まず妻と僕で、お互いに一つだけ、ここだけは譲れないということを提示しあった。

僕が譲れないことは「寝る前にリビングの床と座卓の上に物がない状態にしてほしい（朝一番でルンバがかけられる状態に）」。

一方の妻の主張は「寝たい時刻に寝て、起きたい時刻に起きたい。ノー目覚ましノー文句！」。

と言われましても、朝に起きてくれなかったら結局家事は俺がやることになるじゃん！　と早速出そうになる文句を封じ込め、今度は僕が苦手とする家事を片っ端から

「やらせる」じゃなくて「お願いする」。

まずは毎晩の猫トイレ掃除をお願い。

洗濯物は乾燥機を駆使して僕がやるけど、畳むのはお願い。

食器洗いは僕がやるけど、乾いた食器を食器棚に戻すのはお願い。

大量の古雑誌は僕が清掃センターに持って行くから、ビニール類を取り除いてひもで縛る作業はお願い。


書き出していたらきりがないが、お願いしている部分の作業は僕が極めて面倒くさいと感じてしまう苦手な作業。だが一方で意外にも、こうして僕が苦手とする作業は、妻にとってはさほど苦痛ではないらしい。自発的に家事をやることは相変わらずないが、頼んだことは間違いなくやってくれる。

こうして分担してみると、面白いほどにお互いの得手不得手が分かれていて、夫婦の凸凹がしっかり嵌合《かんごう》するのが不思議だった。

妻はとにかく作業が丁寧だが要領が悪くて時間がかかる。一方の僕は手際よく短時間で作業を終わらせるのが得意だが、時短優先で仕事が雑で、手際を工夫することで作業時間を短縮できないような単純作業は大変苦手。そして苦手な作業はそもそもやらない主義。

二人ともが苦手な作業もあるが（例えば生ごみをコンポストに捨てる作業とか）、それは「我が家が苦手な作業」である。

環境調整は退院後一ヶ月以上は続いたが、こうして妻に頼る・お願いすることを覚えてから家の中を見渡してみると、またしても僕は後悔の念に苛まれることになった。

妻が物を床や机の上に散らかす理由は、第一に「散らかっていても気にならない（むしろ見えていない）」からだが、それ以前にその雑多なものをそれぞれ片しておくべき「定位置」がない。定位置になるだろう場所を見ると、そこには大抵僕の仕事の資料本や捨てられない献本、買ったけど読んでない本、バイクのパーツなどが、ぎっしり収納されている。

つまり僕は妻に片せ片せと言いながら、その片す先の定位置を用意してやらず、そのスペースも僕自身の「ゴミ」で奪ってきたのだ。汚す妻の原因は何を隠そう夫の側にあったのだ。

そう気づいてから、いったいどれほどの量のゴミを我が家は清掃センターに持ち込んだろう？　どれほどの古本を買取店に持ち込んだろう。不要物を床下や屋根裏に片したろう。こうした作業に妻は驚くほど協力的で、さらに毎週末手伝いに来てくれる義母のスーパーおせっかい（大好き）もあって、みるみる我が家は広く快適になっていった。

そしてこの環境調整の作業中、妻はタイマーをつけて、僕に三十分に一度の休憩を取らせ、同時に血圧計測もする。一度何かの作業に入ると何時間でもノンストップで作業を継続してしまうのもまた「あなたの改善すべき性格の異常だ」と指摘したのは、ほかならぬ妻だった。

確かに面倒な作業を三十分もやれば、立派に血圧は上昇しているのだが、これは正直ものすごい苦痛だった。

病前ならこうだ。例えば炎天下で一〜二時間、めどがつくまで庭の掃除をする。さすがに暑いけどずいぶんスッキリしたなと、家の中に入って手を洗う。ついでに台所の洗い物もやるというのが、僕の「休憩」。だが妻はそれは休憩ではないという。休憩とは手を動かすこともなく座っていることだという。

そもそも僕には作業にめどがつく（ある程度の成果が確認できる）前に休むという習慣がないし、何もせずじっと休むという習慣もない。

じゃあ何が休憩なんですか？　動いちゃダメ、考えるのもダメなの？　息してもダメなの？　と小学生の口喧嘩のような文句が出るほどに、じっとしていられないのが僕だ。「まめまめしい働き者」と言えば褒め文句だが、この「オンオフがつけられずにずっと動いている」結果が脳梗塞なら、これは明らかな欠点だ。

この性格が集団の中で軋轢を生んだ古い記憶もよみがえってきた。

学生時代、僕が結構稼がせてもらったアルバイトにライブ会場の設営の仕事があったが、例えば九時間の設営業務があったとして、ほかのバイトメンバーは三時間に一度は休憩を入れる。資材の搬入に待ちがあれば、会場の隅っこで座って休む。

いや、その待ちの間になんで休む？　その間に養生シート張っておけば次の床パネルがすぐに敷けるじゃないか。見れば搬入ゲートにコンパネが積んである。資材のトラックが来てからあれを逃がす（よける）のは時間の無駄だ。寝っ転がってねえで、今のうちにルート確保しとこうぜ。

こうして「あらかじめ病」の僕は、ほかのスタッフが休んでいる間に動く人間を集めて勝手に作業を進める。勝手に作った「動けるやつ」派閥を率いて雇用主に「あいつら

（サボってるやつ）と同じギャラなのは納得いかない」と苦情を言ったこともあるが、返答は「納期が守れるペースなら自由にやればいい。焦って怪我すんなよ、安全第一」のようなものだったと思う。

その後「休む組」とは険悪になったような記憶もうっすらあるが、思えばあの時の「動ける組」が脳梗塞予備軍で、安全第一の雇用主とマイペース組は脳梗塞無縁組だったわけだ。

これは十八歳やそこらの記憶だが、そのころから一事が万事、僕はこうだったのだろう。ペース配分を知らないから倒れる。人生七十年がフルマラソンだとしたら、四十一歳は二五キロ地点手前に過ぎないのに、死にかけた。

すべてはやはり、自分に原因があった。

さすがに反省すべきだ。思えば僕はあらゆる時間尺の中でオンオフがない人間だった。長期休暇なんてずっととっていないから年間でのオンオフはない。バイクの競技に集中していた時期は毎週末と平日の夜も練習時間を捻出してきたが、それは肉体的には全くオフではない。

そして一日の中でもオンオフがない。自宅自営業は好きな時間に好きなことができる反面、やろうと思えば寝ている以外の時間のすべてを仕事にすることもできるわけで、確かに病前の僕は書籍の締め切り期間中などは一日のうちベッドと仕事机と台所とトイレの間を動くのみというスタイルが通例だった。

退院後の一日

退院後は、執筆活動を徐々に再開させつつ、こうした根本的な業務スタイルにも変更を加えていった。

朝八時までには起きてすぐに仕事部屋に行き、書きかけの原稿や返答の必要なメールなどを確認し、一日の業務の準備をする。台所に降りてコーヒーを淹れている間に、リビングを軽く片してルンバのスイッチオン！　淹れたてコーヒーを手に仕事部屋に戻り、正午まで仕事。その間に手軽に朝食。午後に妻が起きるタイミングまでまた働き、妻の朝食と僕の昼食を一緒にとって、仕事部屋に戻り一八時まで集中。

この時間内の仕事以外は基本的に受けないことを、取引先にも軽く宣言させていただいた。この業務スタイルに取材や打ち合わせを加え、それで時間が足りなくなるならそれは既に「もう仕事があふれている」状態か、業務中の集中が足りないかだ。病前は「あふれた先からが仕事」ぐらいに思っていたが、実際には「そこから先は脳梗塞」だったのだ。

驚くことに、少量の晩酌の習慣もついた。これは病前の僕ではありえない話で、僕は結構酒が好きにもかかわらず、自宅で寝る前に酒を飲む習慣などなかった。夜に特急で仕事の指定が入っても即対応できるように、晩酌など言語道断だったのだ。

実際日付変更直前に指定が来て、朝方までかかって仕上げる仕事というのも少なくなかった。だが、フットワークを売りにしてきたつもりが、結果脳梗塞ではフットワークも糞もない。文字通りの「ずっとオン」状態だ。

業務改善後は、どうしても夜の仕事をやらなければならないときは仕事部屋に日本酒を持ち込んで晩酌しながら作業するということすら覚えた。これがまた、結構快適に仕事が進む。翌朝起きてのリライトも意外に少ない。

記者として独立して十五年にして、僕はようやく「プロ」になったように感じている。

身体の改善

悪い生活習慣とは、その多くが根っこに「本人の性格」を潜ませている。ならば為すべきは「性格改善」。と同時に、再発予防にはもう一つ大きな柱がある。

フィジカル面の改善だ。

脳梗塞発症時、「なぜこの僕が⁉」という気持ちと一緒に僕の中に溢れたのは、「四十一歳でついにそこまで衰えたのか、僕の身体は……」という絶望的な喪失感だった。

だがこうした感覚、若くして病気をした「一部の人々」には共通する気持ちに違いない。一部とは、「元アスリート」「自称アスリート」である。猛省を込めてここに書いておきたい。

ここまでお読みいただいていればわかる通り、そもそもの僕は根っから身体を動かすことや競技ごとが好きな体育会系だが、それはメンタル面だけであって継続したスポーツをしてこれてはいない。だからこそ僕の半生のなかには、いくつもの「喪失点」と言えるような記憶があった。

十八歳で、中高と不真面目ながらも続けていた陸上競技や、自転車（こっちは結構本気）からは完全引退。その一年後、ふとやってみようと思って「前宙」（前回り宙返り）

をやろうとするも、できなくなっていたのが、フィジカル喪失の原体験だ。

二十歳の頃には勤めだした雑誌の編集部で陸上競技用のパンツ＝通称ランパンをはいて仕事をしていたら、年上の女子編集部員に「鈴木君むっちむちで気持ち悪い」と言われた。それから僕は私服にランパンを使うことを封じた。むしろこれは当然のマナーのようにも思えるが。

都内のストリートバスケコートでむちゃくちゃ下手くそな高校生に一ゲーム五百円の賭けバスケを挑んで、テクニックではなくスタミナで惨敗したのは二十三歳の記憶だ。思えばあれから二十年近く経っているのか。

その後、動きの少ないデスクワークにストレス過食（ストレスがたまると食で解消）で順調に僕のお肉は育ち続けることに。三十代でようやく経済的な余裕ができた僕はバイクのレースに参加する前提で、三ヶ月で一一キログラム体重を落とすという猛烈なダイエットに成功したが、その競技も妻の病気をきっかけに半ば引退となった。すなわち、再びお肉リターンズ！

いつでも競技復帰できるようにとウェイトトレーニングは入れているものだから、お育ちになるのは、赤身と白身の混ざった立派な霜降り肉である。

そしてついに最終局面、脳梗塞発症。倒れた時点ではちょうど夏に向けて「Tシャツの似合う胸板増強」（つまり腹が出てきたからそれ以上に胸板を厚くしてごまかす）などと言って筋トレを追加していたから、重い筋肉で増えに増えた体重は七三〜七五キログラムをウロウロ。ちなみに身長は一六九センチなので、数字を見れば立派なメタボ状態に突入なのであった。

本当に情けない。ついにここまで落ちたか俺。

だが、肩を落とす僕に対して最強の味方は、やはりリハビリ、特にPTの先生たちだった。

PTとは、フィジカルセラピストの略。文字通りフィジカルの専門家だけあって、PTの先生にはスポーツの経験者が多い。実際急性期病院で僕を担当してくれた若い男性PTは、高校サッカーの全国出場者、そして元陸上競技者。リハビリ室のスタッフで自転車の耐久レースに出たりもするらしい。リハビリ室の平均年齢も若いし、見るからにアスリートだ。

そんな彼ら、いきなりほぼ拘禁状態な入院生活にぶち込まれたことで猛烈な閉塞感を僕が味わっていることを見抜くと、まずは介助付きで病院の敷地内を歩かせてくれ、ソフトなゴムボールを使ったフェイント付きのキャッチボール（半側空間無視のあった左側から飛んでくるボールを左手でキャッチして右手で投げ返す）などの課題で、まずはストレスの軽減からアプローチしてくれた。

入院直後の急性期病棟の時期、あまりに激しい非現実感の中で「いっそ自傷してでも現実感を取り戻したい」などと感じていた僕にとって、このアプローチがどれほどの救いだったことか！　毎度リハビリ室に入るたびに「リハビリ最高おおお！」な歓喜の感情失禁で動けなくなってしまったのも、かくやあらむである。


「結構筋肉ついてますけど、鈴木さんは何かスポーツやられてたんですか？」

「昔は陸上とか自転車とか、今は休戦中だけどバイクのレースです」

呂律れろれろで、聞かれてもいない事まで答える僕（もちろん顔面感情崩壊）。

「フィジカルについてリハビリの目標点はどんなところにしたいですか？」

「入院の間、鍛えて鍛えて二十三のフィジカルを取り戻したいです。へたくそな高校生とバスケで張り合えるぐらいになりたいです。トレイルラン（山岳マラソン）とかもやってみたいです」

「？・？・？・？・？・」

若い理学療法士さんたちは「リハビリはトレーニングとは違う」という前提を説明しながらも、いくつかの課題を僕に与えてくれたのだった。

まずは、いきなりトレイルランなど無理。初めは血圧を管理しつつのウォーキングを退院後にわたってでも習慣付ける事。加えて、ごく低負荷で長時間のウェイトトレーニング＝「スロトレ」を継続する事。

だが果たして病前であればこの方針、受け入れられただろうか？

ウォーキングって高齢者の健康維持であってスポーツじゃないし。そんな軽いウェイトじゃスッキリしない！　脳梗塞をやっていなければきっとそう思っただろうし、三日坊主で終わったに違いない。

ちなみにスロトレとは、例えば軽めのダンベルなどを二秒で上げて二十秒かけて下ろすといった地味なトレーニングで、それまで僕がやってきていたウェイトトレーニングとは「十回で限界に達する加重での筋トレ」。走る事については三十代中盤までは体重が増えすぎそうになったら三十分ほどのジョギングをする事があったが、毎日の習慣にはならず。自宅にエアロバイクを買うも、やっていたのはかなり負荷の高いインターバルトレーニング（心拍数を管理しつつ高負荷と低負荷の運動を交互に行う）だった。

ウォーキングとスロトレ！　やれんのか俺⁉

元アスリートはタチが悪い

だがそんな僕に、入院直後に非常にショックなアドバイスをしてくれた先輩（医療職）がいた。

「理学の先生たちが言うのが正しいよ。いるんだよね、大介みたいな、『典型的な元スプリンター系アスリートの固太りデブ』。ヘタに昔は身体が動けたタイプだから、いつまでも十代のつもり。現役のつもりでいるから、そうなっちゃうんだよ。お前がやってきたのは短時間高負荷でスキッとするための運動ばっかじゃん。いまの大介に必要なのは、低負荷でも一生毎日続けられる運動習慣だ。ほんと、元アスリートって奴が一番不健康でタチが悪いんだよ」

その言葉に僕の脳内でエコーエフェクトがかかった。典型的な元スプリンター系アスリートの固太りデブデブデブデブデブデブ（エコー）……。って、そこまで言いますか先輩！

正論過ぎて、グウの声も出《ね》ねぇよ。

中学生の保健体育を復習すると、筋肉には赤（遅筋）と白（速筋）がある。赤は長距離走など持久性が必要とされる運動に使われ、白は短距離のスプリント＝瞬発力の筋肉。赤を鍛えるには軽負荷長時間の有酸素運動で、白を鍛えるには高負荷短時間の無酸素運動。

僕はこの白い筋肉を維持しようとして来たわけだが、それは「筋肉量の維持兼ストレス解消」でしかなく、「継続した運動習慣」にはなっていなかった。先輩曰く、そんなたまに身体を動かす程度の勘違い中年スポーツマン（元）こそが、心筋梗塞や脳梗塞でポックリ逝く人の典型例なのだという。

認めたくない。認めたくないが、なんという説得力だろう。きっと読者にも身につまされる向きが多いのではないだろうか？

なんと長い前置きかと思うが、ここまでが前置き。このように激しい自信喪失と猛省の経験を経て、ようやく僕は自らの体質改善に踏み切ることができた。結果として僕は脳梗塞発症から七ヶ月で体重を一三キログラム落とし、体脂肪率も一三％台まで絞り込んだのだから、病気サマサマであるが、脳梗塞が再発しかねないような激しい運動は一切していないし、ジムに通ったわけでもないし、過度の食事制限をしてもいない。

コンセプトは「つらいことは一切しない」「絶対頑張らない」「あんまり我慢もしない」で、これについては例によってちゃらんぽらんの女神である妻が結構横から口を出してくれた。

「それじゃスポーツじゃないじゃないか！」と不満が喉まで出るが、その通り。中年の運動習慣は、決してスポーツではない。スポーツであることより、長くいつまでも続けられることこそが重要なのだ。

ようやく具体的エピソードに入ろう。僕は入院からちょうど一ヶ月経過の六月末から、一日三コマのリハビリとは別に、理学と作業療法の先生がメニューを作ってくれた二キログラムのダンベルを使うスロトレや自重トレーニング、そして病院敷地内の三十〜四十分ウォーキングを始めた。退院後はスロトレがさぼりがちになったが、ウォーキングは毎日四十五〜六十分程度を日課として継続した。

リハビリの先生に指導されたウォーキングのペースは、歩き始めから少しペースを早くしていって、ちょっとでも疲れを感じたらペースを下げるということを繰り返すもの。ウォーキング開始から一ヶ月半ほどの八月半ばで、早歩きのままで四十五分程度歩けるようになった。

人にはそれぞれ、それ以上ピッチ（一歩一歩のテンポ）を上げると「歩く」ではなく「走る」になるボーダーラインのピッチがある。四十五分継続で歩けるようになったら、次はウォーキングから徐々にピッチを上げて、歩くと走るのボーダーラインのテンポで走ること。これも当然疲れたら歩きに戻す。むしろなるべく疲れを感じるまでピッチを上げずに、ずっと走れるテンポを維持する。

ちょっと調べると、こうした走法は高齢者を中心に「スロージョギング」としてすでにカテゴライズされているらしい。

とはいえ、僕にとってはこのウォーキングと、歩きの延長線的なジョギングは「性格改善」と併行のリハビリだったように思う。何しろ病前は街中でジョギングなどしても、人目があればあるほどペースが上がってしまうタイプ（誰も見てないのにカッコつけ）。

歩きと大差ないペースで走る姿を人に見られるのは、かつて走れた経験があるだけに、屈辱的だ（だから誰も見てないというのに！）。さらに平日の昼にのんびり歩いている姿をご近所に見られるのも、仕事をサボっているようで恥ずかしい。

本当に、こんな性格だから四十一歳で脳梗塞なのだ。すべて変えよう。別人になろう。平日日中から散歩できるのは、仕事のペースがコントロールできているからで、それでも生活可能な収入になるべく、過去に糞貧乏の状態から努力してきた結果じゃないか。別に不労所得や親の財産で生きてるわけじゃなし、なんの恥ずかしいことがあろうか！

ということで、歩くと走るの境界線ジョギングを続けた結果、「身体が前に進む！」と唐突に感じたのが、ウォーキング開始から八十日ちょっと経過した、九月二十四日の夜二一時半だった。刈り入れを待つ稲穂が夜風にそよぐ田園地帯の中を走りつつ腰骨を少し前傾させると、スピードは徐々に上がっていくが身体はついてくる。息もさほど乱れない！　ヤバい、気持ちいい！　なんて調子に乗っていたら、翌日のジョギングは案の定疲労が残って少し辛かった。

ＢＰＭランの導入

これも性格なのだろうが、僕のジョギングは、走れば走るほどにどんどんペースが上がってしまい、一定のペース維持ができない。そこでこのころから新たに導入したのが、「ＢＰＭラン」だ。

ＢＰＭとはビートパーミニッツの略で、音楽の世界ではその曲が一分間に何拍のテンポで演奏されているのかを表すのに使われる。そこで、任意のＢＰＭの音楽を聞きながら、そのリズムに自分のピッチを合わせて走るのがＢＰＭラン。例えば一五〇ＢＰＭの曲で走るとは、六十秒に百五十歩のピッチで走るということになる。

僕の場合は一二五ＢＰＭでのんびりウォーキング、一三〇ＢＰＭでそこそこシャキシャキウォーキング。一四〇ＢＰＭだと早歩きで、手を腰まで上げていないと足より手の振りが遅れてしまう。一四五ＢＰＭでは歩きで対応するのが難しく、走ったほうが自然というペース。ここがボーダーラインだ。さらにそこから一五〇ＢＰＭだと六十分継続して楽に走れるペース、一六五までは爽快感を感じつつも少し負荷も感じ、一七〇だと立派にジョギングという感覚。

ちなみに音楽のＢＰＭ計測はＷＥＢ上に無料の計測サービスがあるので、お気に入りの曲のＢＰＭを測って携帯音楽プレイヤーに突っ込んでおけば、ＢＰＭランニングはすぐにでも始められる。

要点は、狙ったピッチを維持して走ることで、ＢＰＭランを取り入れてからは日々のジョギングはこんなメニューになった。

まずは一三〇～一四〇のウォーキング十五分ほどで身体を温め、一四五～一六〇のジョギングを四十五分から六十分程度。合わせて一時間ちょっと。週末はペースをゆっくりめの一四五～一五〇でキープして二時間程度。十日走って一日休む。

走っているとどうしても気持ちがよくなってペースを上げたくなったり、「季節も季節だし市民ランナーの記録会でも出てみるか」という気持ちがむくむくと出てくるが、音楽のリズムでそれを抑え込む。

スピード的には、序盤のウォーキングも含めて一時間で七～九キロメートル程度なので、ランナーではなく、ジョガーですらないが、ゆっくり長時間、とにかく毎日継続することで、僕の肉はみるみる落ちていくこととなった。スロトレはサボり気味で、とにかく長時間の有酸素運動で「筋肉ごと肉を落としてしまえ」という方針。年が変わって二〇一六年一月からは少しずつウェイトトレーニングを復活させてはいるが、まだ体重は微減し続けている。

絶対に「頑張らない」「無理はしない」で運動を続けるというのは、本当に人生初の経験で斬新なものだった。ちなみに以前バイクの競技を始める際に三ヶ月で一一キログラムの減量をしたと前述したが、その時はいわゆる単食ダイエットで主食を蕎麦にして、毎週土日にサーキットで走り込んで汗で落とすという少々乱暴な方法を採った。

バイクに乗って痩せるというのはスポーツ走行を知らないとピンとこないかもしれないが、真夏の炎天下に上下革装備で走ると、走行中に四リットルの給水をして走行後に二キログラム体重が落ちていたりする。単純計算で六キログラム分の汗をかいているわけだが、熱中症リスクもあるし毎度帰り道では筋肉が痙攣しているしで、思えばよくあの時点でどこかに血栓が詰まってなかったものだと思う。

いずれにせよ今回、「スポーツではない運動習慣」があることを知ったのは、脳梗塞と辛い後遺症の大きな副産物であり、人生の糧だ。間違いなく僕は今後も一生一日一時間のジョギングを続けることになると思う。

我慢しないダイエット

ちなみに蛇足なるも、今回の減量において、僕は食生活で「ほぼ」我慢はしていない。さすがに炊き立てご飯を山盛りにしてイカの塩辛でお代わり！　といった極楽は完全封印したが、カロリー計算もまともにしていない。

食卓は基本的に「野菜と肉（低脂肪のささみや鶏胸肉中心）、そして魚を、我慢せずに腹いっぱい」がコンセプト。テーブルから追い出したのは白米とパンと麺類と揚げ物。と書くと「流行りの糖質（炭水化物）カットか」と言われそうだが、どうしても炭水化物が食べたければ芋類、蕎麦は食べるし、間食に煎餅は食うしチョコレートは齧るしなので、フラストレーションはさほどたまらない。

結局のところ、一日の中でオンオフをつけ、運動の時間を確保し、動いて食うのが正解ということなのだろう。「頑張らないで運動する」。思えばこの一日一時間半程度の運動の時間を捻出できずにダラダラと一日中仕事をしていた僕は、頑張り屋ではなくメリハリのないだらしのない人間だったのだ。そしてそんな自称頑張り屋さんこそ、脳梗塞のターゲットだということだ。

身に覚えのある読者は、ぜひ Amazon でジョギングのシューズをポチって、明日からでも歩き始めてみてほしい。

第10章　生きていくうえでの応援団を考える

平和である

脳梗塞発症から、リハビリを経て七ヶ月が経った。倒れたのは梅雨入り前だったが、早くも年をまたいで二月の春節明け。仕事部屋の窓の外では杉の木立が強風にざわめき、その背景には真っ青な冬晴れの空がまぶしい。庭の梅は早くも二分咲きだが、去年は入院していて徒長枝の剪定ができなかったので無駄に立派な枝張りだ。

今年はブランデーで庭の梅を漬けてみようか。三年も寝かせば絶品だろう。三年経ったら僕は四十五歳で妻も三十九歳か……。

そんな先のことを考えながら、しみじみと平和を嚙みしめる。

病後七ヶ月にやったことは徹底的な自分への取材であり、それは内観法に似たようなものだったように思う。ちなみに内観とは刑務所などで採用されるセラピーの一つで、「肉親や配偶者にしてもらったこと」「お返ししたこと」「迷惑をかけたこと」を静かな環境で振り返り黙考するというもの。肉親から受けたものが虐待以外にないというような少年にまでこれを採用するのはいかがかと思うが、僕自身この内観じみた自己取材をすることによって、自分の性格の欠落を見つけ、認め、ようやく改善しようという気になった。このことは脳梗塞と高次脳を患ったことによる「黒字面」だと言えそうだ。

と同時に、強い罪悪感も押し寄せる。

今こうしてしみじみやってられるのは、本当に多くの幸運が重なった結果に他ならない。僕ほど恵まれていない人々のことを考えると、自らの幸運を申し訳なく思ってしまう。こうした性格は、脳梗塞をもってしても変わらないようだ。

本当に僕は恵まれていて幸運だった。当然のことながら、脳梗塞を起こした部位が悪ければ、その場で死んでいただろう。もっと重い障害が残る可能性もあった。なにより僕はフリーランスだからよかったものの、他の職種（例えば対人交渉が肝《キモ》のフルコミ営業職）などであれば、あっさりと失職して復職も非常に困難だったと思う。

また、経済面においても貯蓄があったことでずいぶんと不安が軽減された。これはフリーランスとして独立したときに先輩から指導された「フリーでやるなら一年仕事が全く来なくても生きていけるだけの貯蓄は作れ」の言葉を守ってきたからだったし、「絶対借金しない主義」で、自動車にせよ住宅の購入にせよ、中古の格安品を現金一括購入でやってきた結果でもある。

一方で、残念ながら生命保険の類は一切入っていなかった。加入している国民健康保険の高額療養費制度を使うことで医療費の自己負担額は上限額の支払いで済みはしたが、雑感として僕のように自営業で生命保険にも入らないのであれば、今回の程度の入院加療には最低でも二百五十万円程度の余裕が必要に思う。もちろんこれは家賃やローンなどの支払いがなかったとしてのことだし、退院後に復職できなければここからさらにコストはかかっていくだろう。

人の縁というネット

だが、今思うのは、もっともっと大きなネットのようなものの上に落ちたという強い「軟着陸感」だ。どれほど幸運が重なっても立派な保険に入っていても潤沢な貯蓄があったとしても、そのネットが欠けていたら、僕にとっての闘病は生き地獄だった。そのネットが一切なかったら障害の辛さに負けてあっさりと自死の道を選んでいたかもしれない。

その「ネット」とは、人の縁である。

何をいきなり安っぽいことを！　と思われるかもしれない。

最後の最後に人の縁。なんだか闘病記の締めくくりにありがちな、保険より現金より人の縁が大事だとか、「再確認した家族の絆」だとか「お涙ほろりないい話」みたいだが、僕が思うのはもっともっと現実的で具体的で、生死を分けることになりかねないシビアな「資産」としての人の縁だ。この資産が不十分であれば、高次脳は、そして高次脳に類似する当事者認識を持つあらゆる脳疾患は、より一層過酷な苦痛をもたらすものとなる。

この人の縁という資産については、僕自身これまでの記者活動、執筆活動の中で何度も書いてきたことでもあった。例えば「貧乏と貧困は違う」という言説。同じ低所得でも、身近な人の縁に包まれてワイワイと楽しく生きている人々は貧乏であって、ＱＯＬ

はさして低くない。そうした支えを失って孤独と混乱の中で抜け出せない苦痛を味わい続けている状態が貧困で、生きていることを諦めたくなるほどにＱＯＬは低い。

このステージでは、人の縁とは曖昧模糊とした抽象的なものではなく、具体的な金銭や物品と同様にリアルな資産としてカウントされるものとなる。

だがこれもまた僕は、分かった振りをしていたに過ぎないのかもしれないと思った。


回復期の病院に転院してすぐの頃だった。毎日の日課である妻に付き添われての院内徘徊後、病棟の階段から廊下に出たタイミングで、バッタリと見舞いに来てくれていた父に出会った。本書に初登場の実の鈴木父は、後期高齢者突入年齢ながら背筋も伸びて明朗快活な、ちょっとしたイケメン爺さんだ。だが、階段を登ってきて額に汗をかいている僕に「お、すごい汗だな」と気軽な挨拶をする父に対して、僕は苛立ちを抑えられずに「そういうこと言うから俺は実家に帰らないんだよ」とキツい言葉を投げ返してしまった。

全く嚙み合わない会話だし、今になってみれば父には本当に申し訳ないが、苛立ちの感情失禁が起きてしまったのだ。

その後も父に対しては、うまく目を合わせられず（よそ見病解消後も）、話もできないという状態が続き、辛そうな僕に気を遣ってか、両親の足も遠のきがちとなった。

なぜこうなってしまったのだろう。

最も身近で頼るべき人たちに頼れないという厄介な問題を抱えた人たちは、僕のこれまでの取材の中ではあまりにありふれていたが、これまた自分がその当事者になるとは思ってもみなかった。

父のことが嫌いなわけでは決してない。父は漢気《おとこぎ》があって多能で尊敬すべき男だ。一方の母は嫌になるほど性格が僕譲り（僕の性格が母譲り）で、多感でウェットでウザいぐらい情愛過多な人物だ。

けど、病前も僕は実家には年に二回顔を出せばいいほうだし、電話連絡も同程度。困ったときの相談事をした記憶も数えるほどしかなかった。

応援団を持つ

僕の最も尊敬する支援者に、薬物依存者の自助グループである「ダルク女性ハウス」代表の上岡陽江さんがいる。奇しくも僕が脳梗塞で倒れたのは以前からずっと願っていた陽江さんとの対談（ウェブ媒体の「αシノドス」に掲載）を実現した翌日のことだったが、病後の僕にとって、陽江さんの言葉はそれまで以上に胸に鋭く温かく響いてくるものとなった。

自らもかつて依存症に苦しんだ当事者である陽江さんと、今も薬物依存という病の中に苦しむ当事者たちが、ともに紡ぎ出した言葉は、深く重い。特に僕が座右の書としているのは、『その後の不自由――「嵐」のあとを生きる人たち』（医学書院／上岡陽江・大嶋栄子）に込められた一つのメッセージだった。そこには薬物依存のみならず様々な生きづらさを抱えた当事者やその周囲の支援者に向けて「様々な距離感のところに自分の応援団を持とう」という考え方が示されていた。「一番身近なところに強い応援団を持とう」ではないところが大きなポイントだ。

人は誰しも独りで生きていくのは大変で、やはりいざというときに頼れる人が身近にいることは非常に大事なことだが、かといって一番身近な人が一番「頼りたい」相手かというとそうでもない。

意外にも距離感のある相手だから頼れるタイミングがあったり、頼る内容によって頼る相手を変えていくという選択肢がないと、結局誰にも頼れずに孤立してしまうということにもなりかねない。

特に薬物依存症者は、その薬物に依存する前段階で心身に対する暴力など強いトラウマチックなエピソードを持っていることが多く、対人間の距離感をうまく取れなかったり、過度の対人依存で相手に引かれてしまったり突拍子もない相手に依存してみたりということが多い。これは薬物依存のみならず、機能不全家庭や虐待経験を持つ者にも普遍的に言える傾向で、だからこそ僕は取材活動の中で、この本と言葉を座右にしてきた。にしても、まさか自分がその当事者になろうとは……。

僕の場合は、今回の病気で妻と義母や友人が最も大きな支えになってくれたけれど、最も大きな頼りになったはずの肉親に素直に頼るということが、どうしてもできなかった。

見栄とプライド

再び内観となった。

僕はなぜ肉親に頼れないのだろう？　その答えは「見栄とプライド」だった。

僕の両親は絵にかいたような勤勉で勉学を重視するタイプで、母は子どもの頃からずっと自宅で英語塾を自営していた。会社員だった父も一時期は週末だけ数学塾をやって生徒を集めていたことがある。そんな中で育ち、当たり前のように中高一貫県下随一の進学校に進学した僕は、早々に学生生活をドロップアウトし、なんとか高校は中退せずに卒業したものの大学進学は断固拒否。卒業後に大見得切って実家を飛び出た。

そうして親の指導から完全に逸脱して我が道を貫いてきてしまった二十年以上の距離感を前提に、僕は自分の家族に対して厚い壁を作るようになってしまったのだ。

僕はあなたたちの知らないところですごく努力して生きてきたし、一切頼らずに結果を出してきた。今回ちょっとブッ倒れちゃったけどそれは自堕落に生きた結果じゃないし、まだ心配されたくない。心配されたらまるで挫折したみたいじゃないか。大丈夫だから放っといて。

そんな、他人からしたらごくごく小さなプライドに僕は拘泥してしまい、闘病の一番つらかった時期にも、全然大丈夫じゃなかったにもかかわらず、頼ることができなかった。

一番濃いつながりの肉親だから助けを求められないというのは、別にそこに家庭崩壊や虐待などの関係性がなかったとしても、往々にしてあることなのかもしれない。例えば薬物中毒者で言えば、回復に向けて意欲を取り戻した時に「絶対もうやらない」「どんなに辛くても耐える」と宣言した相手は、実は再び薬物に手を染めてしまった時の支援者にはならないという事実がある。強く誓いを立てた相手だからこそ、その誓いの前で膝を屈しようとする弱い自分は見せられないのだ。

助けようとしてグッと距離を縮めてこられると、両手を前に突き出して拒否したい気持ちにもなってしまう。相手が嫌いなわけじゃないから、なおさらその善意を跳ね除けてしまうことがまた申し訳なくて、一層疎遠になってしまいかねない。

「頼れる相手」や「頼るべき相手」と「頼りたい相手」とは、別物なのだ。

僕にとって実の家族とはそんなもので、逆に妻や義母をはじめとして今回僕が素っ裸の弱い自分をさらけ出して「苦しいよ」「助けて」と言うことができた相手は、あらかじめ僕のダメな部分を知っている人たちだった。特に僕の妻が以前倒れた際に、魂が抜けたような状態になってしまった僕を支えてくれた友人、そして担当編集者たちには、素のままの自分で「もうあかん」ということができた。

妻に至っては、こうした僕の「この人には頼りたくない、弱い自分を見せられない」

という相手が一気に距離を縮めて助けの手を差し伸べてきたときに、僕の盾になってくれさえした。差し出されたその手を振り払うこともできずに苦しい思いをしている僕の前に立ちはだかって、「今はその時期じゃない」と、意外な程の気丈さで一線を引いてくれたのだ。

こう考えると、陽江さんの言う「いろいろな距離感に自分の応援団」を持つためには、さまざまな人との付き合いや様々な場面の中で、少しずつでもきちんとダメな自分をさらけ出していくことが重要ということかもしれない。困窮者のセーフティネットとなる資産＝人の縁とは、血縁が切れているかどうかといった単純なものではなく、「この人になら頼りたい」と当事者が思える応援団を作ること。しかも複数作っておくことが最も重要ということなのだろう。

父への手紙

退院してリハビリ通院生活になってからは、この実の家族との距離感回復が、これまた大きなリハビリ課題となった。素で話すには拘泥する気持ちがありすぎるし、順序良く話すには注意欠陥も著しいし、感情失禁もある。

母には何とか電話で気持ちを告げることができた。母が、子どもに必要な教育を与えてこられなかったのではないか、適切に接してこられなかったのではないのかという罪悪感を抱えていることを、僕は知っている。けれども僕にとって母は、母親としてできることはすべて過不足なく完璧にやってきてくれたし、与えるべき必要なものはすべて与えてくれた。そんな存在だという感謝の気持ちを、特大感情失禁つきで話すことができた。

一方父については、拘泥する気持ちが大きすぎた。「ならば手紙にしてはどうか」とアドバイスをくれたのはベテラン言語聴覚療法士のT先生だったが、その手紙を書くまでに悩んで苦しんで、一ヶ月以上かかってしまった。

結局、父にあてて書いた手紙は、僕の人生で最も長大な手紙となった。

子ども時代の僕が、同級生が当たり前のようにやれることがやれず、みんなが興味を持つものに興味が持てず、自分でも異様に思うような癇癪もちで、強い孤独とコンプレックスに苛まれていたこと。中学生ぐらいまでは、そんな自身に知的な障害があるのではないかと真剣に悩んでいたこと。そんな僕にとって、僕とは対極にあるハイスペック男子の代表が父だったこと。偉そうなことをいろいろ言ったけど、学校からドロップアウトして誰の言うことも聞かず頑なに我が道を突き進んだ理由が、「進学と企業就職」の道では自分がまるで使い物にならないことを早々に自覚しての「自己防衛」だったこと。親には意地でも頼れない中で味わった二十代の貧困生活。大見得切って飛び出た以上、何かで日本一にならなければ実家の玄関で本心から「ただいま」とは言えない気持ちだということ。

書き綴りながら気付いた。父とまともに対話していないのは中学二年ごろからのことで、実家を飛び出てからの人生のほうが長い。その間三十年近く自分のことを話してきていないということは、もはや他人なのだ。そんな思いも含めて、自分の人生の自己紹介的な手紙を書き終えた。

タイトルをつけるなら、「初めまして、息子です」である。

父からは、これまた長大なメールで返事が来た。

そこには僕の知りたかった父の、そして僕の、ルーツが綴られていた。父の幼少時代、太平洋戦争での疎開体験や若くして亡くなった祖母の話。今は後期高齢者となった父がかつてどんな少年だったのか。

読みながら滂沱と溢れた涙は、決して感情失禁のせいではなかったと思う。

時間はかかるかもしれない。

時間をかけてもよその家族のようにベッタリ密接フレンドリーという関係には、一生ならないかもしれないし、今後も僕は親を頼るということができないかもしれない。

でも、脳梗塞を経験しなければ、死ぬまで家族との対話をせずに終わったかもしれない。そう思うと、やはり僕の脳梗塞、そして背負った高次脳機能障害は、最終的に「黒字決算」だったと思うのだ。

黙って行動を

と、ここで締めれば闘病記としてはきれいにお尻が拭けている感じがするが、取材記者と書いて面倒臭い奴と読む。いくつか付け加えたい。

昨今では救急救命医療の進歩に比例して、高次脳患者も増加傾向にあるという。すなわち、医療の進歩でこれまでなら亡くなってしまっていたかも知れない脳卒中や脳外傷（交通事故なども多いという）を救命する事ができるようになった半面で、高次脳患者もまた増加中だというのだ。一方前述したように、見えづらい障害である高次脳は周囲の理解を得づらく、結果としてうつ病の併発リスクやその後の自殺率も有意に高くなるとされてもいる。

そして、高次脳になる誰もが僕と同じように幸運に恵まれているとは言い切れない。孤独な人が高次脳を患って僕のような資産＝「人の縁」に囲まれていなかったら、その苦しみは比較できないほどに大きなものになってしまう。

実際僕も、妻や義母や友人がいなくて、未婚で実の家族のみが支援者という環境で闘病をしたら、それは極めて苦痛だったろうし、支援の手をはねのけて孤立に陥ったと思う。

改めて主張したいのは、人の縁は具体的な資産だということ。そして孤独とは、特に高次脳や類似する様々な脳疾患のように「見えづらい苦しさ」を抱える者にとっての孤独とは、想像以上に具体的で生死に関わるリスクだということだ。

とはいえ、誰もが自分がその当事者になることを予測して人間関係を構築するわけではないし、孤独が好きという者も少なくない。

であればこそ、読者にお願いしたい。

もしあなたの近くに、孤独な当事者（高次脳や脳疾患患者）がいるならば、もしその人があなたにとって人知れず自殺なんかされたら悲しくなってしまう相手ならば、まず

「行動」してほしいのだ。

もしかしたらその人も、面倒くさい鈴木大介と同様に、最も身近な人々に頼れない人かもしれない。恵まれた鈴木大介と違って、頼れる奥さんはいないし友達にも恵まれていないかもしれない。苦しみを具体的に言語化することは多くの人にとって非常に難しいことだから、できなくて当然だ。

であれば、「助けてほしい」の声を待つのではなく、「大丈夫？」と聞くのでもなく、その人がしてほしいだろうことを黙ってやってあげてほしい。

なぜなら面倒くさい性格の僕たちは、「大丈夫？」と聞かれたら、大丈夫と答えてしまう。「何かしてほしいことある？」と言われたら「大丈夫自分でやれる」と言ってしまうのだ。だから、聞かずにやってほしい。

我が妻がまさにこの「相手のしてほしいことをする」タイプなのは前述したが、妻の母は「やってくれなくてもいいよ」と言ったことでもやってやってやりまくる、猛烈なおせっかい体質。平時ならばウザったく感じることも多いが、弱り切った僕にとってそれは何よりの支えだった。

本書にも何度か登場した友人のF川夫妻には、返しても返しきれない恩がある。妻の

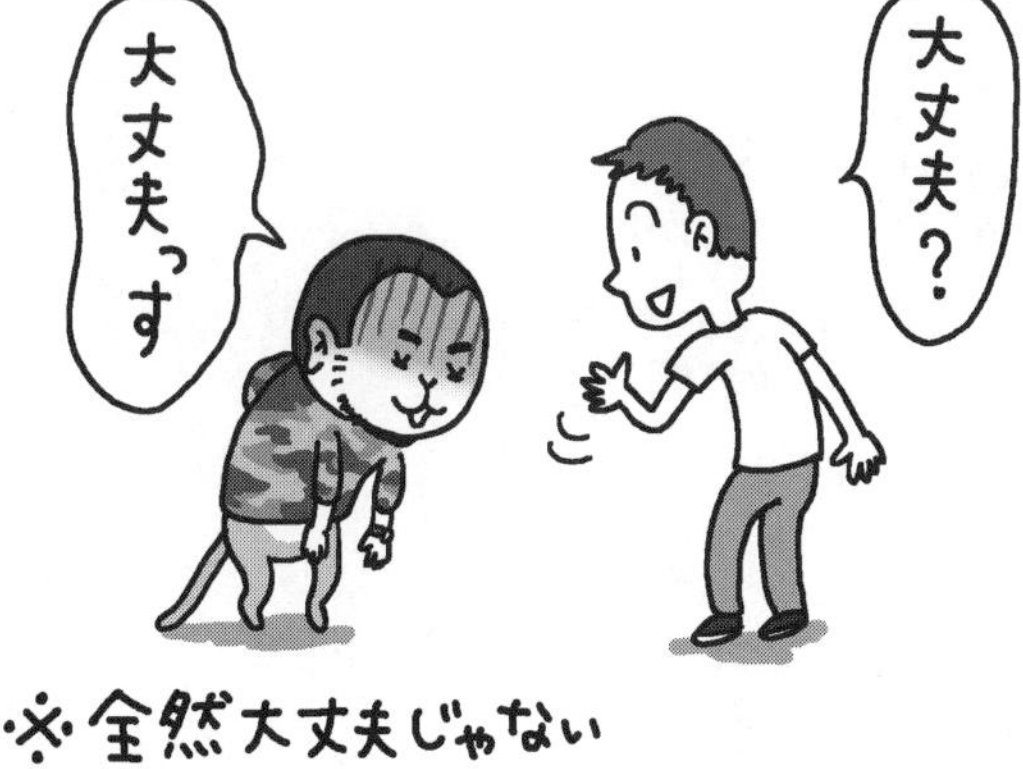

脳腫瘍の予後が非常に悪いと告知された後、夫妻は自宅で放心状態に陥った僕のもとを何度も頼んでもいないのに訪ねてくれた。ノーアポイントでいきなり玄関でピンポンである。「行ったほうがいい？」と聞かれれば、やはり僕は「大丈夫」と答えたかもしれない。けれど、彼らが来てくれたおかげで、僕はご飯を食べることができた。それまでは、何を食べても苦しくて飲み込めなくなるところまで、僕は追い込まれていたのだ。そうして僕はようやく夫妻に頼ることができ、頼んだのは「寝室の窓辺でカビているお粥の器を片してくれ」だった。

このカビたお粥は僕が自分自身を消し去りたくなるほどの猛烈な自責の念の象徴だった。

それは妻が倒れる前日に僕が作って眠り続ける妻のもとに持って行くも、ひとさじも口をつけられずに残したもの。食べれないことに、どれほど苦しいかもわかってやれずに、叱責の言葉も投げかけた。そんな自力では片づけるどころか目をやることもできないカビたお粥を、夫妻は片してくれた。

平時ならば、頼まれてもいないことをするのは差し出がましいのではないか？　押し付けがましいのではないか？　という気持ちが先に立つものと思う。だが本当に追い込まれた人間は、助けての声が出なくなる。そして、「してほしいことある？」と聞かずに一方的にやってくれることが、ようやく助けての声を絞り出すためのプロセスになる。

何より、温かくありがたいのだ。

などと言う闘病記の締めくくりを妻に読んでもらったところ、感想は「初めましてNEW大ちゃん。面倒くさいんだったらあたしも負けないよ」だそうである。そこ張り合ってどうする妻よ……。

鈴木妻から読者のみなさんへ

夫が脳梗塞に倒れたことについて、いつか倒れるだろうなという予感はあったし、覚悟もしていました。そもそも夫は自分から「俺はそろそろ倒れるからね」と予言していたし、かといって休めと言って聞く人ではないし、私にやれることは限られていて、やれないことはやれないし。

だから本当に倒れたら、なにがあっても支えるしかないという覚悟をしていました。ちなみに倒れたときの連絡先リストなどを渡してくるときは、病後の感情失禁時と同様に声も手もワナワナしていた。その時点でとんでもない血圧になっていたのではないかと思います。

ただ倒れた当日は、もちろん心配はしたけれど、少し認識が甘かったように思います。いきなりバタンと倒れたわけではなく、フラフラしながらも立って歩いていたし、呂律は回らなくても病院に連れていく指示などもしてくるし、そこまでひどい状況とは思っていませんでした。

病院に到着し、検査を終えて病棟ベッドに入ってから、ようやく夫の状態が見えてきました。それまで張っていた気が緩んだのでしょう。ここから夫は一気にグダグダになった気がします。

目線は定まらないし、表情は惚けてしまったようにうつろで、口からはよだれが垂れているし、尿失禁はあるしで、ここでようやく改めてまずい状態なのだと認識しました。今思えばあの日朝一番で病院に行っていなければ、もっと重篤な障害を残した可能性もあるわけですから、とにかく脳の病気は「まだ大丈夫」そうに見えてもいち早く病院に行くということが、何より重要なのだと思います。

なお、入院生活に入った夫を見ての率直な感想は「人間は脳が壊れるとこんなにも退化するのか！」です。

何も持てないし、落とすし、指折り数えをやらせてみて、初めてそんなこともできなくなっているということに気づいてショック。その後も次々に、こんなところにも、あんなところにも障害がという感じ。退院後数ヶ月してから「こんなことができない！」

と新たに気づく障害もありました。

そばについて、病前と同じように出来ないことは落ち着いてゆっくりやってみるように助言したり、例えば食事の際も左手が動かないならあえて左手で食器を持たずに右だけで食べれば良いなどと言っても、子どものように意固地に茶碗をベッドに落としつつ食事をする様を見て、人格そのものが壊れてしまったようにも見えました。

もし夫の性格が変わって別人になってしまったのなら切ないなあと思いましたが、確かに夫は融通が利かなくなりわがままで意固地になったし、言動や行動からみえる性格は変わってしまったけど、しばらくするうちに、根本の中身の人格そのものが変わったわけではないのだと気付きました。

情緒面の障害や注意欠陥などについては、私自身がメンタルを病んでいたことから理解できる部分も多く、特に入院直後の、「生きている現実感がなくて、その実感を得るために自分の身体を切り刻みたい」というのは、私自身がリストカットをやめられなかった時期の気持ちと非常に近いように思いました。

また、退院後の不安の発作などについても、やはり自身のメンタルを病んでいた経験は役に立った気がします。心の痛みというものは、今日は本当につらくて死にたくて、明日もつらいかもしれない。でも明後日になったら一気に楽になっているかもしれないという部分があって、それの繰り返しです。なので、必要なのはただそばにいて、大丈夫だからと言い続けてあげることしかないように感じています。

情緒面の障害の中心は感情失禁ですが、猛烈にわがままで甘えるようになったという印象もあります。高額なものではありませんが、毎日 Amazon で何か注文しているのにも驚いたりしました。それまでの人生で我慢していたものが一気に噴出したような感じも受けました。

感情には喜怒哀楽がありますが、夫の最初の感情失禁は「喜」だったと思います。夫は覚えていないようだけど、私が初めて夫の感情失禁を見たのは入院翌日でした。F川夫妻の奥さんが娘のSちゃんを連れてきてくれたのを見て、壁を見ながらよだれをたらしてすごい顔で「にや」っと笑った。ちょっと異様で怖いような、「変態が来たああ！」というような表情でしたが、あれが最初です。

その後の夫の医師や看護師に対する強い怒りの感情には理不尽な部分もあったけど、直接本人たちにぶつけずに私に言ってくれたので、妻的には少し助かりました。

退院後、私の母に感謝の思いを告げてからの「感情失禁ウィーク」は、ことあるごとに泣くのはちょっと迷惑だけど面白かった。滅多に泣いたりしない人だったから、今まで我慢した感情があふれてきているのかなと思いました。

情緒面の乱れは放っておいたら時間薬で治るのかなと思うし、なかなか落ち着かないから一生なのかなあとも思うけど、それはそれで、これからの夫と私の人生にプラスにもマイナスにも作用するだろうと思います。マイナスの部分は、私がサポートするしかありません。

私自身について。本音を言えば、一番大事な人が倒れてどうしたらいいか分からなかった。でも私のせいなんだろうな。だったら今は励まして毎日会いにいってあげることしかないんだろうなと、そう思っていました。私は、私自身にできることが、他人よりも凄く少ないことを知っています。

育ち方もあるのかもしれないけど、子どものころから母だけではなくいろいろな人に、夫にも、何かをやる前に先にやられてしまう。うまくやれないという理由で自分でやろうとしていることを奪われてしまうということを繰り返してきているから、結局本当にやれることが少ない。

夫の入院中も、起きて病院行って帰って猫の世話して、ドロのように寝るだけ。昼の一二時過ぎまでギリギリ寝て起きて、十分ぐらいで飲み物飲みながら用意、コンビニ寄って病院へ。面会終了の一九時までいて、帰宅、洗濯、猫の飯とトイレ、倒れるように寝て。これを毎日毎日、寝ても寝ても全然疲れが取れませんでした。

そんな中でもやれることはないのかと考えて、線結びなどの認知能力回復トレーニング本や、折り紙を持って行ったり、あやとりをしてみたり、アルプス一万尺をやってみようと言ったりしました。

私自身リハビリの経験はないので分かりませんでしたが、夫にとってはハードルがかなり高かったようで、困難に過ぎたようでした。その時点では折角考えて持っていった課題をあまりやってもらえずに残念に思いましたが、改めて夫に聞くと、あやとりなら教則本に書いてある図形や説明文をよく読み取ることが出来ず、線結び課題なども集中すると睡魔に襲われて完遂できず、私が思っていたよりも見えない障害が重かったのだなとも思います。

残念ながら、私自身がかつて脳腫瘍になった経験は、あまり役に立ちませんでした。同じ脳の病気でも症状は違うし、私には障害が残らなかったし、そもそも「あと少しで死ぬ病気」と「死ぬほど辛い病気」は違います。

私の場合は「死なない方がおかしい病気」でしたが、そこで学んだのはくじけたら負けということ、どうにかなると思わなきゃ駄目ということ。なぜなら人間、死ぬときは死ぬ。死なない人間はいない。死因は病気じゃないかもしれない、もしかしたら明日交通事故で死ぬかも知れない。常に自分が死ぬということを考えて生きていかないといけないということです。

実は私の祖父は原発性の脳梗塞を何度も再発した挙句に寝たきりとなって亡くなっており、母はその介護を手伝ってきましたので、不安はありましたが、「大ちゃんの程度ならまだ大丈夫」という母の言葉が励みになりました。

夫が退院しても、家事を回すことはやはりできなくて、改めて夫はすごいなあ、なんでこんな大変なことを夫はやってたんだろうなどと思ったけれど、結局私にはできないから母に来てもらうことになったというか、言わなくても来てくれた。でもそんな母を見ていると、夫が「男版の恵美ちゃん（母）」だということに改めて気づきました。

本当に同じ。私が悪いのか、生まれつきの問題なのか、母も夫もどんどん先にやっちゃう。

ただ夫の病気で大きく変わったことは何より、夫が自分一人ですべてを抱え込もうとせず、一方的に「やれ」と言うのでもなく、色々なことを一緒にやることを受け入れてくれたことだと思います。

夫が脳梗塞に倒れたことの結果は五分五分ではなく、良いが七、悪いが三。プラス面は、圧倒的に優しくなったこと。そして私は家事を自発的にはなかなかできないけれど、夫に言われればやるということを分かってもらい、夫がきちんと指示をしてくれるようになったこと。

悪い点は、前にもまして夫の性格が細かくなったことです。

もし読者のお連れ合いが脳梗塞になったら？　この私が支えられるんだから、普通のしっかりした方なら何とかなる。それまで会話が少ない夫婦だったら、たくさん会話してあげてください。

病気になったときは人生の谷かもしれないけど、また山は来ます。

私はというと、三十年後から頑張るぉ。

あとがき

右側頭葉にアテローム血栓性脳梗塞を発症し、緊急入院となってから七ヶ月以上がたちましたが、いまだ僕の中には注意欠陥とパニックと話しづらさという高次脳機能障害が残っています。脳損傷の後遺症は、直後に大きく回復を見せ、その回復曲線は徐々になだらかになり、病後六ヶ月ほどで障害が固定される（残存する）と言われていますが、その六ヶ月後も微々たるスピードながらも回復していくというのが、当事者になってみての実感です。

発症直後の本当に壊れてしまっていた自分を思い浮かべると、「こんなにも大幅に回復した！」という驚きと「この残った障害はいつまで続くんだろう……」という不安の半々です。

先日、妻がコンビニで売られていた「アスペルガー症候群あるある話」的なショートコミックを買ってきて、付箋をつけて渡されました。読んでみると、見事に病後の僕に符合する部分があり、確信を深めました。やはり原因が脳梗塞であれ脳出血であれ、脳外傷や先天的障害であれ、脳を壊した人間の感覚やパーソナリティの表出には、共通性がある。

障害や症状と書かずに「感覚やパーソナリティ」と書くのは、一般に障害と健常のボーダーラインに居る人こそ、支援や周囲の理解が届かない傾向にあるからです。僕自身、脳梗塞後に残る高次脳機能障害としては非常に軽度の症状ですが、理解して支えてくれる妻や義母、友人と取引先の担当編集さんらがいなければ、本当にあっさりと生きていく方を諦めたかもしれません。

自分の苦しさや不自由感を言葉にして相手に理解してもらうことが出来なければ、独りぼっちになってやはり生きるのを諦めたかもしれない。

障害を乗り越えて強く生きる道！　を示せずに情けない話ですが、脳が自分の思い通りに機能してくれない苦しさとは、そういうものなのです。

この本では、高次脳を残しながらも幸運なことに思考し書く力を残すことのできた僕が、当事者の感覚をつらつらと言語化してみました。それはまた、たとえそれがほんの一端だったとしても、高次脳のみならず、発達障害や、鬱病をはじめとする精神疾患・障害の当事者の言葉の代弁でもありたいと思います。

こうなってしまうと、僕らはもう独りでは生きていけません。独りでいることは、死に直結するリスクです。だから面倒くさくても、何を言っているのかわからなくても、そばにいて、壊れてしまった自分を許容してくれる誰かが必要なのです。

この場を借りて改めて、支え続けてくれた妻と家族、各出版社の担当編集さんたち、この闘病記の執筆を支えてくれた新潮社の松倉様、西様、そしてレーシングチームHUNTERのみんなに感謝の言葉を述べさせていただきたいと思います。

みんな本当にありがとう。あんたらがいなかったら、僕はほんとに死んでたかもしれない（感情失禁）。

イラストレーション　寺崎愛

鈴木大介　1973年千葉県生まれ。ルポライター。著書に『最貧困女子』『最貧困シングルマザー』などのほか、漫画『ギャングース』（原案『家のない少年たち』）のストーリー共同制作を担当。

Ⓢ新潮新書

673

脳《のう》が壊《こわ》れた

著　者　鈴《すず》木《き》大《だい》介《すけ》

2016年6月20日　発行
2022年3月30日　14刷

発行者　佐　藤　隆　信

発行所　株式会社新潮社
〒162-8711　東京都新宿区矢来町71番地
編集部(03)3266-5430　読者係(03)3266-5111
http://www.shinchosha.co.jp

印刷所　株式会社光邦

製本所　株式会社大進堂

ISBN978-4-10-610673-6　C0247

価格はカバーに表示してあります。

593
ぼくは眠れない 椎 名 誠

ガバっと起きると午前二時、それが不眠生活の幕開けだった。発端になった独立騒動、睡眠薬、ストーカー事件、試行錯誤……三十五年にわたる孤独な「タタカイ」を初告白。

597
医師の一分 里見清一

90歳過ぎの老衰患者に点滴をし、ペースメーカーを埋め込んでまで「救う」意味はあるのか。数多くの死に立ち会った臨床医がこの世の「タテマエ」「良識」を嘲笑う、辛辣かつ深遠な論考。

899
小説家になって億を稼ごう 松岡圭祐

「年収億超え」作家だからこそ知る「売れる」小説の書き方から出版界の暗黙の慣行と対処法まで。ミリオン作家が本気かつ懇切丁寧に教える前代未聞の指南書。業界関係者も震撼必至！

627
患者さんに伝えたい医師の本心 髙本眞一

妻を乳がんで失い、「患者の家族」を経験した著者は、自身が院長を務める三井記念病院でさまざまな試みに着手している。日本を代表する心臓外科医が考えた「理想の医療」の姿。

885
ブラック霞が関 千正康裕

朝七時、仕事開始。二七時二〇分、退庁。官僚のブラック労働を放置すれば、最終的に被害を受けるのは我々国民だ。霞が関崩壊を防ぐ具体策を元厚労省キャリアが提言。